《专家细说内分泌疾病》丛书

糖 尿 病

主编 徐 静

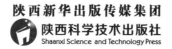

陕西新华出版传媒集团

陕西科学技术出版社

Shaanxi Science and Technology Press

图书在版编目（CIP）数据

糖尿病 / 徐静主编 . —西安：陕西科学技术出版社，2019.4

（专家细说内分泌疾病）

ISBN 978-7-5369-7403-6

Ⅰ . ①糖… Ⅱ . ①徐… Ⅲ . ①糖尿病—诊疗 Ⅳ . ① R587.1

中国版本图书馆 CIP 数据核字 (2018) 第 262117 号

糖尿病

徐静　主编

策　　划	宋宇虎
责任编辑	高　曼　潘晓洁　孙雨来
封面设计	萨木文化

出 版 者	陕西新华出版传媒集团　陕西科学技术出版社 西安市曲江新区登高路1388号　陕西新华出版传媒产业大厦B座 电话（029）81205187　传真（029）81205155　邮编710061 http://www.snstp.com
发 行 者	陕西新华出版传媒集团　陕西科学技术出版社 电话（029）81205180　81206809
印　　刷	陕西思维印务有限公司
规　　格	787mm×1092mm　16开本
印　　张	9
字　　数	110千字
版　　次	2019年4月第1版 2019年4月第1次印刷
书　　号	978-7-5369-7403-6
定　　价	29.80元

主 编 简 介

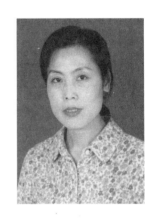

徐静，主任医师，教授，硕士研究生导师，西安交通大学第二附属医院内分泌科主任。陕西省医学会糖尿病分会主任委员，陕西医师协会内分泌代谢医师分会副主任委员，陕西省保健协会糖尿病专业委员会副主任委员，陕西省医学会骨质疏松与骨矿盐学会常务委员，西安医学会内分泌糖尿病分会常务委员，中华医学会糖尿病分会全国委员，中国医师协会内分泌代谢医师分会委员，中国女医师协会糖尿病专业委员会委员。西安交通大学学报《医学版》责任编委。

从事内分泌代谢专业的医疗、教学及科研工作 30 余年。擅长糖尿病及其并发症、甲状腺疾病等的诊治，对垂体疾病、肾上腺疾病、肥胖症、高尿酸血症、代谢综合征、多囊卵巢综合征、生长发育疾病的诊治有丰富的临床经验。获院新技术、新疗法基金资助项目多项。主持及参与完成多项国家级、省部级科研课题。在 SCI、MEDLINE 及国家核心期刊发表科研论文 40 余篇。主编及参编著作 8 部。

前　言

糖尿病已经成为严重威胁人类健康的常见病、多发病。世界各地的糖尿病发病率都在以令人惊恐的速度上升，在许多国家，它已成为致死、致残并造成医疗开支增高的主要原因。

根据国际糖尿病联盟最新数据显示，截至 2015 年，在全球范围内，糖尿病患病率高达 8.8%，糖尿病患者达 4.15 亿人；糖尿病前期患病率达 6.7%，糖尿病前期人群达 3.18 亿人。如果不加干预，到 2040 年，糖尿病患者将达 6.42 亿人，糖尿病前期人群将达到 4.81 亿人。此外，在 4.15 亿糖尿病患者中有近一半（46.5%）人群未被诊断。据统计，糖尿病消耗全球医疗费用的 12%，到 2040 年，糖尿病相关医疗费用将突破 8020 亿美元。

近 30 年来，我国糖尿病患者数量的增速令人震惊，尤其是 2000 年后呈现加速增长趋势。在 1980 年至 2007 年间进行了 5 次全国性糖尿病流行病学调查，其患病率从 1980 年的 0.67% 上升至 2007 年的 9.7%。而根据国际最新临床诊断标准（加入糖化血红蛋白 ≥ 6.5% 标准）调查显示，2010 年我国成人糖尿病患病率达到 11.6%，有 1.139 亿糖尿病患者；糖尿病前期患病率为 50.1%，有 4.934 亿糖尿病前期人群，也就是说，我国半数成年人口已经成为"准糖人"，其中 1/3 的糖尿病前期患者将发展为糖尿病。调查显示，我国糖尿病患者病情知晓率不到 1/3，且仅有 1/4 的患者接受过治疗，而接受过治疗的中国糖尿病患者中，仅有略高于 1/3 的人血糖达标。

无论是糖尿病还是糖尿病前期，患病率都随年龄的增长而增高，随着我国老龄化的加速，糖尿病问题会给家庭和社会发展带来更大的负担，同时，糖尿病知识的普及也存在着巨大的市场需求。

糖尿病具有一定的隐蔽性，病情复杂，并发症严重，糖尿病及其并发症所造成的危害严重地影响着患者的工作和生活，给患者及家属带来了很大的困扰和经济负担。到目前为止，糖尿病虽然可以得到满意的控制，但在世界范围内尚无根治糖尿病的办法，这就使患者必须了解糖尿病的相关知识，如怎么早期发现可能患有糖尿病，患病后的饮食、运动、药物应用、血糖监测，日常生活起居中可能影响病情的情况应该怎么处理应对，同时身患其他疾病时又该怎么对治疗方案做相应的调整，等等。本书是以糖尿病患者应该了解的相关知识及患者经常存在的各种困惑和问题为主线，结合我们在长期临床医疗实践中的体会，用通俗易懂的语言，全面系统地介绍了糖尿病防治的基本知识，回答了患者的各种困惑和问题，使患者能够把日常生活与糖尿病防治结合起来，从被动接受治疗变为主动配合治疗，从而取得更好的防治效果。在编写中，我们尽可能做到科学性、通俗性、趣味性、实用性和可操作性的统一，释疑解惑的精准，力求使广大读者通过学习，能够对糖尿病有一个全面正确的认识，提高他们在糖尿病防治中的主动性和能动性，收到事半功倍的防治效果。

考虑到临床工作的实际情况，书中采用了临床上仍在使用的一些计量单位，同时给出了其与法定计量单位的换算关系，特此说明。

虽然我们力求尽善尽美，但书中肯定还会有不足之处，恳望广大读者提出宝贵意见，以便进一步修改完善。

编　者

2018 年 5 月

目　录

1. 人为什么会患糖尿病

不论是 1 型糖尿病还是 2 型糖尿病，都有遗传因素存在，但遗传的仅仅是糖尿病的易感性而非疾病本身。除遗传因素外，还必须有环境因素与机体相互作用才能发病。

1 型糖尿病的发生与病毒感染及自身免疫密切相关。1 型糖尿病多在寒冷季节、病毒感染流行时发生，发病有季节性。在病毒感染后，胰岛 β 细胞受损害，β 细胞颗粒明显减少，中和抗体升高，胰岛分泌功能障碍，甚至遭受严重破坏，使糖尿病发病率增高。1 型糖尿病患者常伴有自身免疫性疾病，并在各脏器有免疫抗体，由于淋巴细胞浸润胰岛，β 细胞受到损害而发病。有专家认为，当 90% 以上的胰岛 β 细胞受到损害时，才发生临床糖尿病。

2 型糖尿病的发生主要是由于胰岛素分泌不足，而这种分泌不足在糖尿病前期即已存在。约有 80% 的 2 型糖尿病患者在发病前均有过食及肥胖病史，肥胖是产生胰岛素抵抗的主要原因。2 型糖尿病的发病与下列 3 点关系密切：①胰岛素受体或受体后缺陷，发生胰岛素拮抗而使机体对糖摄取和利用减少，以致血糖过高。②在胰岛素相对不足与拮抗激素增多条件下，肝糖原合成减少，分解及糖原异生增多，以致血糖浓度升高。③胰岛 β 细胞缺陷，分泌胰岛素迟钝，第一高峰消失，或其分泌胰岛素异常，以致胰岛素分泌不足而引起高血糖。持续或长期高血糖刺激 β 细胞分泌增多，但由于受体或受体后异常而呈胰岛素抵抗及过度负荷，胰岛的储备功能耗损，以致胰岛素分泌相对不足，最终 β

细胞功能衰竭而发病。总之，2 型糖尿病中的高血糖是多种因素综合作用的结果，其中，以胰岛素受体或受体后缺陷与胰岛素抵抗为主要环节。

② 2. 什么是胰岛素

胰岛素是因胰脏内的胰岛 β 细胞受内源性或外源性物质（如葡萄糖、乳糖、核糖、精氨酸、胰高血糖素等）的刺激而分泌的一种蛋白质激素。胰岛素是机体内唯一降低血糖的激素，同时能促进糖原、脂肪及蛋白质合成。外源性胰岛素主要用来治疗糖尿病。

胰岛素于 1921 年由加拿大人 F.G. 班廷和 C.H. 贝斯特首先发现。胰岛 β 细胞中储备胰岛素约 200U，每天分泌约 40U。空腹时，血浆胰岛素浓度是 5~15 μU/mL。进餐后血浆胰岛素水平可增加 5~10 倍。胰岛素的生物合成速度受血浆葡萄糖浓度的影响，当血糖浓度升高时，β 细胞中胰岛素原含量增加，胰岛素合成加速。

② 3. 什么是胰岛素抵抗

胰岛素抵抗是指各种原因使胰岛素促进葡萄糖摄取和利用的效率下降，机体代偿性地分泌过多的胰岛素，从而产生高胰岛素血症，以维持血糖的稳定。胰岛素抵抗易导致代谢综合征和 2 型糖尿病。20 世纪 50 年代，Yallow 等应用放射免疫分析技术测定血浆胰岛素浓度，发现血浆胰岛素水平较低的患者胰岛素敏感性较高，而血浆胰岛素较高的患者对胰岛素不敏感，由此提出了胰岛素抵抗的概念。

出现胰岛素抵抗的常见原因有：

（1）遗传因素　胰岛素的结构异常，体内存在胰岛素抗体，胰岛素受体或胰岛素受体后的基因突变，如 Glut4 基因突变、葡萄糖激酶基因突变和胰岛素受体底物基因突变等。

（2）肥胖　肥胖是导致胰岛素抵抗最主要的原因，尤其是中心性肥胖。肥胖主要与长期运动量不足或饮食能量摄入过多有关，80% 的 2 型糖尿病患者在确诊时伴有肥胖。

（3）疾病　长期高血糖、高游离脂肪酸血症、服用某些药物（如糖皮质激素）、某些微量元素缺乏（如铬和钒缺乏）、妊娠和体内胰岛素拮抗激素增多等。

（4）肿瘤坏死因子 α（TNF-α）增多　TNF-α 活性增强可以促进脂肪分解，引起血浆游离脂肪酸水平增高，从而导致胰岛素抵抗和高胰岛素血症。

（5）其他　瘦素抵抗和脂联素水平降低或活性减弱，骨骼肌细胞内甘油三酯含量增多，β 细胞内胆固醇积聚过多造成其功能减退。近年来还发现脂肪细胞分泌的抵抗素可降低胰岛素刺激后的葡萄糖摄取，中和抵抗素后，组织摄取葡萄糖回升。

❓ 4. 糖尿病会遗传吗

糖尿病本身不会遗传，遗传的是糖尿病的易患病体质。早在 20 世纪 70 年代，科学家就已发现在糖尿病患者的家属中，糖尿病的发病率远高于普通人。目前已有的研究表明，糖尿病遗传涉及多个基因，这些基因的变异会使人更易患糖尿病。有资料显示，遗传在 1 型糖尿病的发病中有一定作用。对 1 型糖尿病同卵双胎长期追踪的结果表明，发生糖尿病的一致率可达50%；然而，从父母到子女的垂直传递率都很低，如果双亲中一人患1型糖尿病，其子女患病的风险率仅为2%~5%。遗传因素在2型糖尿病的病因中较1型糖尿病明显。同卵双胎患2型糖尿病的一致率为90%，双亲中一人患2型糖尿病，其子女患病的风险率为5%~10%。因此，有糖尿病家族史的人群应定期查血糖，以便及早发现糖尿病。

糖尿病虽受遗传因素影响较大，但还受环境、肥胖、运动习惯、饮食行为等其他因素的影响。所以说，并不是父母有糖尿病，子女就一定会患病；反之，若父母没有糖尿病，子女也有可能会患病。

 5. 糖尿病有哪些典型症状

糖尿病的症状可分为两大类：一是与代谢紊乱有关的表现，尤其是与高血糖有关的"三多一少"症状，多见于1型糖尿病，2型糖尿病不十分明显或仅有部分表现；二是各种急慢性并发症的表现。

糖尿病的典型症状主要指"三多一少"的症状：

（1）多尿　　多尿是由于血糖过高，超过肾糖阈（8.89~10.0mmol/L），经肾小球滤出的葡萄糖不能完全被肾小管重吸收，形成渗透性利尿，血糖越高，尿糖排泄越多，尿量越多，24小时尿量可达5000~10000mL，但对老年人和有肾脏疾病者来说，肾糖阈增高，尿糖排泄障碍，在血糖轻中度增高时，多尿现象可能不明显。

（2）多饮　　主要由于高血糖使血浆渗透压明显增高，加之多尿，水分丢失过多，发生细胞内脱水，加重高血糖，使血浆渗透压进一步明显升高，刺激口渴中枢，导致口渴而多饮，多饮则会进一步加重多尿。

（3）多食　多食的机制不十分清楚，多数学者倾向是葡萄糖利用率（进出组织细胞前后动静脉血中葡萄糖浓度差）降低所致。正常人空腹时动静脉血中葡萄糖浓度差缩小，刺激摄食中枢，产生饥饿感，摄食后血糖升高，动静脉血中浓度差加大（＞0.829mmol/L），摄食中枢受抑制，饱腹中枢兴奋，摄食要求消失。然而，糖尿病患者由于胰岛素的绝对或相对缺乏或组织对胰岛素不敏感，组织摄取利用葡萄糖能力下降，虽然血糖处于高水平，但动静脉血中葡萄糖的浓度差很小，组织细胞实际上处于"饥饿状态"，从而刺激摄食中枢，引起饥饿、多食。另外，机体不能充分利用葡萄糖，大量葡萄糖从尿中排泄，能量缺乏亦引起食欲亢进，因此，机体实际上处于半饥饿状态。

（4）体重下降　糖尿病患者尽管食欲和食量正常，甚至增加，但体重下降。主要是由于胰岛素绝对或相对缺乏或胰岛素抵抗，机体不能充分利用葡萄糖产生能量，致脂肪和蛋白质分解加强，消耗过多，呈负氮平衡，体重逐渐下降，乃至出现消瘦。一旦糖尿病经合理治疗，获得良好控制后，体重下降可控制，甚至有所回升。如糖尿病患者在治疗过程中体重持续下降或明显消瘦，提示可能代谢控制不佳或合并其他慢性消耗性疾病。

❓ 6. 糖尿病有哪些不典型症状

众所周知，糖尿病的典型症状是"三多一少"，但在临床上大多数的2型糖尿病患者常没有典型的"三多一少"症状。许多患者症状并不典型，临床上常见的不典型症状如下：

（1）餐前低血糖　餐前低血糖也叫反应性低血糖。在糖尿病初期，部分糖尿病患者并没有典型的"三多一少"症状，而是表现为餐前低血糖，患者在餐前出现心慌、手抖、出汗、饥饿等低血糖的症状。这主要是因为在 2 型糖尿病早期，胰岛素分泌延迟，胰岛素与血糖的变化不同步，当餐后血糖达高峰时，胰岛素分泌却没有达到高峰，而到下一餐餐前血糖回落时，胰岛素分泌反而达到高峰，这样就造成了餐前低血糖。

（2）皮肤瘙痒或疖子　有些人总是无缘无故感觉皮肤瘙痒，反复长疖肿，这些都可能是糖尿病的信号。这主要是因为糖尿病患者由于负氮平衡，抵抗力低下，而高血糖可刺激皮肤神经末梢而引起皮肤瘙痒。女性糖尿病患者还常会出现外阴部瘙痒。

（3）视物模糊　糖尿病患者在早期血糖控制不佳时可出现视物模糊，这主要是由于高血糖导致屈光改变。视物模糊的发病率也会随病程与年龄的增加而增加，如病史比较长的糖尿病患者可能会因为糖尿病的并发症——糖尿病性视网膜病变、白内障等影响视力，出现视物模糊。其中，糖尿病性视网膜病变对视力影响最大，患者常会因视网膜出血而出现视力突然下降。

（4）反复尿路感染　女性尿道由于生理的原因本身就比男性容易发生尿路感染。当糖尿病患者血糖控制不佳时，尿糖含量增高，尿道就成了各种病菌的最佳滋生地，如果同时合并糖尿病神经源性膀胱，导致尿潴留，就进一步增加了尿道感染的机会。

（5）手脚麻木　糖尿病可引起周围神经病变，也叫末梢神经炎，表现为四肢末梢对称性麻木、刺痛、灼热、感觉减退或消失，有的患者表现为感觉异常，如蚁走感，也有患者会出现走路如踩棉花的感觉。

（6）直立性低血压　由于糖尿病自主神经病变，导致血管舒缩功能紊乱，当久坐、久卧后突然起立时，由于血管不能反射性收缩，导致血压下降而引起一过性脑缺血，患者出现头晕、眼花，甚至晕厥。

（7）伤口长期不愈合　糖尿病患者由于常常存在外周血管病变，影响伤口周围组织的血液供应，加之糖尿病患者营养丢失，蛋白质合成受损，从而导致伤口愈合困难。

（8）性功能障碍　长期高血糖可导致神经及血管病变，从而引起男性性功能障碍。所以，以往性功能正常的中年男子发生阳痿或勃起不坚时，应及时化验血糖以排除糖尿病。据调查，男性糖尿病患者合并阳痿者约占 50%。

7.糖尿病有哪些类型

糖尿病分为 4 种类型：1 型糖尿病（胰岛素分泌不足）、2 型糖尿病（胰岛素作用不足）、特殊原因导致的糖尿病、妊娠糖尿病。我国糖尿病患者以 2 型糖尿病为主，占 90% 以上；1 型糖尿病约占 5%，大多发生在年龄偏小的人群，如儿童和青少年；特殊原因导致的糖尿病约占 0.7%；城市中，妊娠糖尿病的患病率接近 5%。

8.糖尿病的诊断标准是什么

糖尿病的诊断应符合以下标准：

（1）糖尿病典型症状 + 任意时间静脉血糖水平 ≥ 11.1mmol/L（200mg/dL）

或加上

（2）空腹静脉血糖（FPG）水平 ≥ 7.0mmol/L（126mg/dL）

或加上

（3）葡萄糖负荷后 2 小时静脉血糖 ≥ 11.1mmol/L（200mg/dL）

空腹状态指至少禁食 8 小时；随机血糖指不考虑上次用餐时间，一天中任意时间的血糖，不能用来诊断空腹血糖受损（IFG）或糖耐量异常（IGT）。急性感染、创伤或其他应激情况下可出现暂时性血糖增高，若没有明确的高血糖病史，须在应激消除后复查，以确定糖代谢状态。无糖尿病症状者，需改日重复检查。

 ## 9. 尿糖阳性就是糖尿病吗

诊断糖尿病依据的是血糖而不是尿糖，尿糖阳性并不一定就是糖尿病。所以，患者及其家属千万不要片面地认为尿糖阳性就是得了糖尿病，因为除了糖尿病外，还有其他多种原因也会造成尿糖升高，常见原因有：

（1）肾性糖尿　由于肾小管再吸收葡萄糖的能力降低（而肾小球滤过率仍然正常），肾糖阈下降，故血糖正常而尿糖阳性。肾性糖尿主要是由于肾脏近曲小管受损所致，常见于妊娠期妇女，少数（10%~15%）妇女在妊娠中晚期，可因暂时性肾糖阈低下而出现糖尿，其机制可能是由于细胞外液容量增加而抑制肾小管重吸收葡萄糖的能力，致使肾糖阈下降。

家族性肾性糖尿又称"原发性肾性糖尿"或"良性糖尿"，这种疾病与遗传有关，且多为显性遗传，家族中往往有多位成员患病，患者除了肾小管重吸收功能减退外，其他肾功能均正常，不伴有脂肪、蛋白质代谢异常，预后良好；慢性肾脏疾病（如慢性肾炎、肾病等），有时可因肾小管对葡萄糖重吸收功能障碍而出现糖尿；一些少见的遗传或获得性肾小管疾病，如"范可尼综合征（Fanconi 综合征）"也可出现糖尿，但这种患者除尿糖阳性以外，尿中还含有大量氨基酸、磷酸盐、重碳酸盐等，患者往往有骨痛、病理性骨折、佝偻病及生长发育落后等困扰。

肾性糖尿往往与某些肾小管缺陷有关，其特点是有糖尿而不伴有高血糖，患者无论空腹还是饭后，任何一次尿液标本均含有尿糖，但空腹血糖及葡萄糖耐量试验均正常。

（2）饥饿性糖尿　长期饥饿的人突然饱餐一顿，尤其是进食大量甜食后，往往尿糖会呈阳性。这是因为在饥饿期内，由于血糖偏低，胰岛 β 细胞基本处于半休息状态。当突然大量进食后，胰岛 β 细胞一时不能适应，由于胰岛素分泌相对不足而导致血糖暂时性升高和糖尿。另外，饥饿时生长激素分泌也增多，可使糖耐量减低，这也会促使血糖升高而出现糖尿。鉴别时应注意询问患者近期饮食史，必要时可给足量的粮食（每日 250g 以上），3 天后重复糖耐量试验即可鉴别。

（3）假性糖尿（尿糖假阳性）　通常测定尿糖的硫酸铜试验是利用糖的还原性显色。但尿中有不少物质具有还原性，如葡萄糖醛酸、尿酸、维生素 C、随尿排泄的药物（如异烟肼、水合氯醛、吗啡、洋地黄、噻嗪类利尿剂等），当它们在尿中浓度升高时，也可以出现尿糖假阳性，称为"假性糖尿"。临床可通过特殊的葡萄糖试验，如葡萄糖氧化酶试验，将尿糖与其他尿中有还原性物质排出的疾病相鉴别。

（4）应激性糖尿　常见于急性脑卒中、脑外伤、颅骨骨折、脑肿瘤、麻醉等。在上述应激状态下，有时血糖会暂时性过高并伴有糖尿；随着应激状态结束或麻醉药失效，血糖会恢复正常，尿糖转为阴性。

（5）食后糖尿（也称滋养性糖尿）　糖尿发生于摄入大量糖类食物后，或因吸收太快，导致血糖浓度暂时性升高超过肾糖阈而发生一过性糖尿，但其空腹血糖及糖耐量试验正常。

由此可知，凡尿糖阳性者，均应做糖尿病相关检查，如糖耐量试验等，以求明确诊断，切不可单凭一项尿糖结果阳性就轻易得出糖尿病的结论，否则，将会导致误诊、误治，使患者蒙受不应有的损失和伤害。

10. 什么是糖化血红蛋白

糖化血红蛋白（HbA1c）是人体血液中红细胞内的血红蛋白与血糖结合的产物。血糖和血红蛋白的结合生成糖化血红蛋白是不可逆反应，糖化血红蛋白的浓度与血糖浓度成正比，在血糖控制后，HbA1c并不会很快下降，1~2个月后才会逐渐降低。因而，糖化血红蛋白测试通常可以反映患者2~3个月血糖控制的平均情况。

糖化血红蛋白的特点决定了它在糖尿病监测中有很大的意义。

（1）与血糖值相平行　血糖越高，糖化血红蛋白就越高，所以能反映血糖控制水平。

（2）生成缓慢　由于血糖是不断波动的，每次抽血只能反映当时的血糖水平，而糖化血红蛋白则是逐渐生成的，短暂的血糖升高不会引起糖化血红蛋白的升高；反过来，短暂的血糖降低也不会造成糖化血红蛋白的下降。由于吃饭不影响其测定，故可以在餐后进行测定。

（3）一旦生成就不易分解　糖化血红蛋白相当稳定，不易分解，所以，它虽然不能反映短期内的血糖波动，却能很好地反映较长时间的血糖控制程度。糖化血红蛋白能反映采血前2个月之内的平均血糖水平。

11. 什么是糖化血清蛋白

人体中的葡萄糖与血清蛋白的 N-末端发生非酶促的糖基化反应，其中90%与血清蛋白链内第189位赖氨酸结合，形成高分子的酮胺结构，总称为糖化血清蛋白（GSP）。糖化血清蛋白是血清中的各种蛋白质与葡萄糖发生缓慢的非酶促糖化反应的产物，反映的是此前 2~3 周内的平均血糖水平，是评价糖尿病近期控制状况的一个灵敏而可靠的指标，能在短期内得到治疗效果的回馈。

血液中的葡萄糖与白蛋白和其他蛋白分子 N 末端发生非酶促糖化反应，形成糖化血清蛋白。由于血清中白蛋白的半衰期约 21 天，糖化血清蛋白测定可有效反映患者过去 1~2 周内的平均血糖水平，而且不受当时血糖浓度的影响，是糖尿病患者血糖控制非常适宜的良好指标。

糖化血清蛋白正常值：

NBT 法：< 285 μmol/L（以 14^c 标化的糖化白蛋白为标准参照物）。

酮胺氧化酶法：122~236 μmol/L。

 12. 什么是 C 肽，检测 C 肽有何意义

胰岛素前体物质胰岛素原，经酶切后转变为胰岛素与 C 肽。因为胰岛素原转变成胰岛素时，C 肽与胰岛素以等分子数共存于分泌颗粒并同时释放至毛细血管循环中，且 C 肽不被肝脏破坏，半衰期明显较胰岛素长，故测定血循环中 C 肽水平更能反映 β 细胞合成与释放胰岛素功能。

测定 C 肽的临床意义：

（1）测定 C 肽浓度，有助于糖尿病的临床分型，有助于了解患者的胰岛功能。

（2）因为 C 肽不受胰岛抗体干扰，对接受胰岛素治疗的患者，可直接测定 C 肽浓度，以判断患者胰岛功能。

（3）可鉴别低血糖原因。若 C 肽超过正常，可认为是胰岛素分泌过多所致；如 C 肽值低于正常，则为其他原因所致。

（4）C 肽测定有助于胰岛细胞瘤的诊断及判断胰岛素瘤手术效果，胰岛素瘤患者血中 C 肽水平偏高，若手术后血中 C 肽水平仍高，说明有残留的瘤组织；若随访中 C 肽水平不断上升，提示肿瘤有复发或转移的可能。

测定 C 肽能得知胰岛细胞的功能，对糖尿病的诊断和治疗具有很大意义。C 肽没有胰岛素的功能，而胰岛 β 细胞分泌的胰岛素和 C 肽呈等分子关系，这也就是说，分泌几个胰岛素分子，必然同时分泌几个 C 肽分子。血 C 肽浓度可间接反应胰岛素浓度。C 肽不被肝脏酶灭活，半衰期比胰岛素长，经肾脏直接从尿中排泄，因此，血中 C 肽的浓度可较好地反映胰岛素的功能。C 肽的清除主要通过肾脏降解和排泄，C 肽在尿中的浓度高于血浆中的浓度。

治疗用的胰岛素不含 C 肽，因此，C 肽不受外源性胰岛素的影响，这是在研究胰岛 β 细胞功能方面比胰岛素优越之处，可以用于接受胰岛素治疗的患者。C 肽释放试验在某种意义上可代替胰岛素释放试验。C 肽释放试验用于正接受胰岛素治疗的患者。

❓ 13. 哪些人是糖尿病的高危人群

（1）年龄 ≥ 45 岁者；体重指数（BMI）≥ 24 者；以往有 IGT（糖

耐量损害，即餐后血糖为 7.8~11.1mol/L）或 IFG（空腹血糖损害，即空腹血糖在 5.7~7.0mol/L）者；或糖化血红蛋白 HbAlc 为 5.7%~6.5%。

（2）有糖尿病家族史者。

（3）有高密度脂蛋白胆固醇（HDL）降低（＜0.93mmol/L）和／或甘油三酯症（＞2.2mmol/L）者。

（4）有高血压（成人血压≥140/90mmHg）和／或心、脑血管病变者。

（5）年龄≥30 岁的妊娠妇女；有妊娠糖尿病史者；曾有分娩大婴儿（≥4kg）者；有不能解释的滞产者；有多囊卵巢综合征的妇女。

（6）常年不参加体力活动者，如久坐人群。

（7）使用一些特殊药物者，如糖皮质激素、利尿剂等。

出现上述 7 种情况之一，就是糖尿病高危人群了，如果不干预的话，每年约有 10% 转化为临床糖尿病，因此千万不要马虎大意。

❓ 14. 什么是口服糖耐量试验，哪些人需要做该试验

如果服用一定量葡萄糖后，间隔一定时间测定血糖及尿糖，观察给糖前后血糖浓度的变化，借以推知胰岛素分泌情况，这个试验即称为口服糖耐量试验（OGTT）。临床上常用口服糖耐量试验来诊断患者有无糖代谢异常。被试者清晨空腹静脉采血测定血糖浓度，然后一次服用 75g 葡萄糖，服糖后的 0.5 小时、1 小时、2 小时（必要时还可在 3 小时）各测血糖 1 次，以测定血糖的时间为横坐标（空腹时为 0），血糖浓度为纵坐标，绘制糖耐量曲线。正常人服糖后 0.5~1 小时血糖达到高峰，然后逐渐降低，一般在 2 小时左右恢复正常值；糖尿病患者空腹血糖值高于正常，服糖后血糖浓度急剧升高，2 小时后仍高于正常。

糖耐量试验多用于可疑糖尿病患者，有以下情况者往往需要进行该项目的检测：

（1）怀疑有糖尿病，但单凭血糖化验结果不能确定者。

（2）空腹血糖处于正常值内偏高者，一般介于 5.7~6.1mmol/L。

（3）体型偏胖，体重大于正常体重的 115% 或体重指数 ≥ 25 者。

（4）有糖尿病家族史者。

（5）血脂偏高、有高血压或大血管病变者。

（6）大龄孕妇（ > 30 岁）、有妊娠糖尿病史者或曾分娩大婴儿（出生时体重 ≥ 4kg）者。

（7）已确诊糖尿病患者，临床需对其血糖分泌峰值、胰岛素分泌功能或 C 肽分泌的规律等做进一步明确。

（8）需要排除肾性糖尿者。

？ 15. 糖耐量试验怎么做，要注意哪些问题

OGTT 即口服葡萄糖耐量试验，是检查人体血糖调节功能的一种方法。正常人服用一定量葡萄糖后，血糖先升高，但经过一定时间后，人体即将葡萄糖合成糖原加以储存，血糖即恢复到空腹水平。服用一定量葡萄糖后，间隔一定时间测定血糖及尿糖，观察给糖前后血糖浓度的变化，借以推知胰岛素分泌情况。

OGTT 试验方法：

（1）早晨 7~9 时开始，受试者空腹 8~10 小时后口服溶于 300mL 水内的无水葡萄糖粉 75g。儿童则按照每千克体重 1.75g 无水葡萄糖粉（总量不超过 75g）。糖水在 5 分钟之内服完。

（2）先取空腹血标本测空腹血糖，然后从饮第一口糖水开始计时，于 30 分钟、60 分钟、120 分钟和 180 分钟分别抽静脉血查血糖并留尿查尿糖。测定血糖浓度，并绘制耐糖曲线。

需要注意的问题有：

（1）患者接受试验前应除外脑梗死、心肌梗死、外伤、手术等各种应激状态至少 2 周以上。

（2）做 OGTT 试验前 3 天，停止胰岛素治疗，可正常饮食，每天饮食中碳水化合物含量不应低于 150g（但要控制在 250~300g），并且维持正常活动。

（3）受试者空腹 8~10 小时，从早晨 7~9 时开始。

（4）在试验过程中受试者不要喝茶及咖啡，不要吸烟，不要做剧烈运动（但也无须绝对卧床），以免影响血糖监测的结果。

（5）影响血糖的药物，如咖啡因、儿茶酚胺、吲哚美辛、口服避孕药、磺胺、乙醇、水杨酸盐、肾上腺素等，应在 3 天前停用。

? 16. 什么是糖耐量减低

糖调节受损即糖尿病前期，主要包括空腹血糖受损（IFG）和糖耐量减低（IGT）。

空腹血糖受损是指空腹血糖为 6.1~7.0mmol/L，糖负荷后 2 小时血糖（2hPPG）＜ 7.8mmol/L。糖耐量减低是指血糖高于正常，但达不到糖尿病诊断标准，其诊断标准为：空腹血糖＜ 7.0mmol/L，糖负荷后 2 小时血糖（2hPPG）为 7.8~11.1mmol/L。糖耐量减低患者即使毫无症状，微血管和大血管并发症的发病率也已高于正常人，应予以重视。

1999年WHO的诊断标准，根据口服葡萄糖耐量试验（OGTT）对其做出诊断，具体诊断标准如下：

表1 糖调节受损诊断标准

糖代谢分类	静脉血浆葡萄糖（mmol/L）	
	空腹血糖（FPG）	糖负荷后2小时血糖（2hPPG）
空腹血糖受损（IFG）	6.1~7.0	< 7.8
糖耐量减低（IGT）	< 7.0	7.8~11.1

17. 糖尿病患者为什么要做胰岛素释放试验

通常，糖尿病患者特别是新诊断的糖尿病患者就诊时，医生常常会让患者做胰岛素释放试验，这是为什么呢？我们先来说一下什么是胰岛素。胰岛素是由胰岛β细胞分泌的一种降低血糖的激素，血糖升高时促进胰岛素分泌，胰岛素能够促进葡萄糖的利用而降低血糖。当胰岛素绝对或相对不足或者胰岛素作用障碍时，糖的代谢和利用障碍，血糖浓度升高，导致糖尿病的发生。

胰岛素释放试验常常与口服葡萄糖耐量试验同步进行，患者应禁食8~12小时后于次日清晨空腹状态下采血。口服75g无水葡萄糖（或100g标准面粉制作的馒头）后，使血糖升高以刺激胰岛β细胞释放胰岛素，通过测定空腹以及服糖后30分钟、60分钟、120分钟、180分钟的血清胰岛素水平来评估胰岛β细胞的分泌能力。正常人的胰岛素分泌与血糖值呈平行状态，血清胰岛素在30~60分钟后上升至高峰，高峰值为基础值的5~10倍，3~4小时应恢复到空腹基础水平。

患糖尿病后，无论是空腹胰岛素还是胰岛素释放试验分泌曲线均较常人有明显不同，原因有二：一是胰岛素分泌减少，空腹胰岛素水平降低；二是胰岛素分泌迟缓，高峰延迟。其中1型糖尿病与2型糖尿病在胰岛素分泌曲线和空腹胰岛素水平上也有明显不同，各有特点。

1型糖尿病患者空腹血浆胰岛素水平明显低于正常，其基值一般在5mU/L以下，服糖刺激后其胰岛素释放也不能随血糖升高而上升。糖尿病患者胰岛素释放试验分泌曲线常呈无高峰的低平曲线，有些患者胰岛素水平甚至低到很难测得。

2型糖尿病患者空腹胰岛素水平可正常，也可增高或稍低于正常，但往往高峰出现的时间延迟，如在服糖后2小时或3小时出现，呈分泌延迟高峰后移。特别是肥胖的2型糖尿病患者，血浆胰岛素释放曲线明显高于正常，但低于同体重的非糖尿病患者的释放曲线。

所以，进行胰岛素释放试验检查主要是用于判定胰岛β细胞的分泌功能，也有助于糖尿病的分型及指导糖尿病的治疗。

 18.什么是妊娠合并糖尿病

根据中国2014年发布的《妊娠合并糖尿病诊疗指南》，妊娠合并糖尿病包括孕前糖尿病（PGDM）和妊娠期糖尿病（GDM）。其中，孕前糖尿病占16%，包括1型糖尿病和2型糖尿病，其主要有2种表现方式：①糖尿病合并妊娠，也就是在怀孕前患者已诊断糖尿病（无论分型）；②在首次产检或孕24周前首次发现且血糖升高已经达到糖尿病标准，应将其诊断为孕前糖尿病（PGDM），而非GDM，且这部分患者中有2/3并不知晓已罹患糖尿病，而是通过首次孕检才发现。妊娠期糖尿病（GDM）占84%，是妊娠期新发生的糖代谢紊乱。GDM的诊断标准是：

空腹血糖＞5.1mmol/L，服糖后1小时血糖＞10mmol/L，服糖后2小时血糖＞8.5mmol/L，以上3项符合1项就可以考虑GDM。孕期高血糖将会对母子两代产生近期和远期的不良影响。糖尿病的发生和胎儿期宫内高血糖环境相关，因此，妊娠期是一个很好的干预期。

（1）孕前糖尿病（PGDM）　符合以下①、②中任意一项者，可确诊为PGDM：

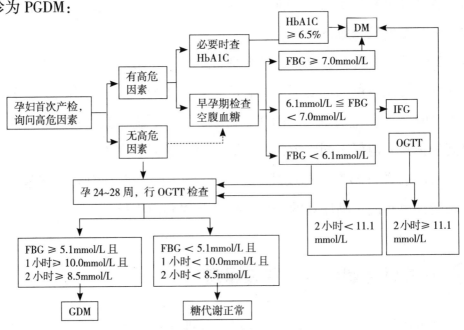

图1　妊娠期糖尿病筛查、诊断流程

①妊娠前已确诊为糖尿病的患者（图1）。②妊娠期血糖升高达到以下任何一项：a. 空腹血糖≥7.0mmol/L（126mg/dL）；b.75g口服葡萄糖耐量试验（OGTT）服糖后2小时血糖≥11.1mmol/L（200mg/dL）；c.伴有典型的高血糖症状或高血糖危象，同时随机血糖≥11.1mmol/L（200mg/dL）；d. 糖化血红蛋白（HbA1c）≥6.5%，也就是发现且血糖升高已经达到糖尿病尿病标准。但我国目前不推荐使用HbA1c筛查/诊断糖尿病，

故在我国只有 a、b、c 是有效的。

（2）妊娠期糖尿病（GDM） 指妊娠期发生的糖代谢异常，需要注意的是，该标准的使用有时间限制（孕 24 周及之后）。

诊断标准是：①空腹血糖 ≥ 5.1mmol/L（92mg/dL）；② OGTT 餐后 1 小时血糖 ≥ 10.0mmol/L（180mg/dL）；③ OGTT 餐后 2 小时血糖 ≥ 8.5mmol/L（153mg/dL）满足①、②、③中的任意一个即可诊断为 GDM。

需要说明的是，WHO 官网 2013 年 8 月推出了新的 GDM 诊断标准，这一新标准基本采纳了 IADPSG 标准，但将妊娠期空腹血糖（FPG）在 7.0mmol/L 以上的妊娠妇女归类为糖尿病患者。

WHO 新标准（孕 24~28 周时 75g OGTT）：① FPG < 5.1mmol/L 且 1 小时血糖 < 10mmol/L 以及 2 小时血糖 < 8.5mmol/L，属于正常；② FPG 为 5.1~6.9mmol/L 或 1 小时血糖 ≥ 10mmol/L 或 2 小时血糖为 8.5~11.0mmol/L，属于 GDM；③ FPG ≥ 7.0mmol/L 或 2 小时血糖 ≥ 11.0mmol/L，属于糖尿病。国内外诸多指南对 GDM 的诊断标准不完全一致，但目前我国最新发布的仍为 2014 年的《妊娠合并糖尿病诊疗指南》。

19. 糖尿病患者能结婚生子吗

首先，糖尿病是可控可治的，只要血糖控制在正常或接近正常范围，一般是不会影响患者的寿命和生育的；其次，生育的过程对男性患者几乎没有影响，对于女性患者需要关注的问题稍多一些，但是在目前的医疗条件下，如果遵从医生的建议，按时产检，生育一个健康的宝宝不是难事。

大家都知道糖尿病有遗传性，但这其中存在一定的误区。首先糖尿病的发病机制中，遗传因素的确起到一定的作用，但是遗传并不是致病的唯一因素，其中，1 型糖尿病和免疫等因素相关，2 型糖尿病与环境等因素相关，所以在临床上有异质性，所谓异质性是说表现并不完全一样。所以，父母有糖尿病，子女不一定得糖尿病，而且，如果家族中有糖尿病患者，恰恰可以提醒其他人要注意生活方式，避免环境等不良影响，降低发生糖尿病的风险。

所以，糖尿病患者只要血糖控制良好，完全可以拥有幸福的婚姻和健康的宝宝。

20. 妊娠对糖尿病患者有什么影响

妊娠期胎盘激素会引起胰岛素抵抗且会影响妊娠期自身血糖代谢，这些都会对糖尿病的病情有影响。

（1）血糖和胰岛素需要量的关系　　妊娠早期多数患者空腹血糖较妊娠前低，妊娠期前 20 周胰岛素用量比妊娠前减少 30% 左右；妊娠期后 20 周由于胎盘分泌的抗胰岛素激素增多，胰岛素用量较非妊娠期增加 2/3；临产时，由于能量消耗增加，进食减少，极易引起低血糖；产后由于胎盘娩出，拮抗胰岛素的胎盘激素迅速消失，胰岛素的需要量减少 1/3~1/2。

（2）低血糖　　低血糖可使胎儿死亡率增加 4 倍左右。由于胎儿利用葡萄糖及妊娠呕吐，在妊娠前 20 周易发生低血糖；妊娠 20 周后，外源性胰岛素使用量增加，尤其夜间不进食，易发生低血糖；分娩期能量消耗，易发生低血糖。

（3）酮症酸中毒　糖尿病孕妇因胰岛素不足，糖代谢障碍，脂肪分解增加，酮体产生增多，若胰岛素剂量不足或使用不当，或合并感染，呕吐或分娩镇痛可诱发酮症酸中毒。

（4）肾糖阈降低　胎盘产生的某些激素可减少肾小管对糖的重吸收，孕期血容量增加，肾小球滤过率增加，肾小管因重吸收糖减少，肾糖阈降低，可致尿糖。

（5）妊娠对糖尿病血管并发症的影响　妊娠期糖尿病患者较正常妊娠妇女的甘油三酯、游离脂肪酸增加，高密度脂蛋白胆固醇减低，不利于胆固醇从细胞内正常代谢，导致细胞内胆固醇含量增加，甚至聚集。

妊娠后，随着孕期血容量增加、肾小球滤过率增高，肾脏负荷加重，但妊娠对糖尿病肾病的预后目前尚无定论。

糖尿病眼底病变与糖尿病病程及血糖控制情况有关，持续高血糖以及快速血糖波动均会加速病情发展。视网膜病变的进展与开始治疗时孕妇的血糖水平以及妊娠早期血糖控制情况有关。妊娠本身对其影响尚无定论。

? 21. 糖尿病对妊娠有什么影响

妊娠合并糖尿病会增加孕产期的风险，但随着医疗条件的改善，孕产妇的死亡率已明显下降。

（1）自然流产及早产　自然流产的发生与孕前的血糖水平相关，与流产时的血糖水平关系不大。糖尿病孕妇自然流产的发生率可达15%~30%，多发生在孕早期，主要见于漏诊的病例和血糖控制欠佳者。所以，糖尿病患者最好在血糖控制正常后再怀孕，可减少流产的发生。

妊娠合并糖尿病的早产率明显高于非糖尿病，在妊娠 36 周以前早产儿死亡率较高，36 周后新生儿死亡率逐渐下降。但 36 周后死胎的发生率明显增加，38 周后急剧上升，所以，选择适宜的分娩时间较重要。一般建议孕妇在妊娠 35 周左右待产。

（2）羊水过多　　糖尿病孕妇中羊水过多的发生率较高，为非糖尿病孕妇的 20 倍。羊水过多可能与羊水中含糖量过高，刺激羊膜分泌增加有关；也可能与胎儿过大或胎儿高血糖的高渗性利尿导致胎尿排出增多有关。羊水过多容易造成胎膜早破、胎盘早剥及产后大出血。所以，孕期严格控制血糖，可能会减少羊水过多的发生率。

（3）妊娠高血压综合　　患有糖尿病的孕妇妊娠高血压综合征的发生率是正常孕妇的 3~5 倍；糖尿病合并妊娠并发血管病变时，妊娠高血压综合征的发生率高达 50% 以上；一旦合并妊娠高血压综合征，子痫及其并发症的发生率也增高，孕妇及围生儿预后较差。

（4）感染　　患有糖尿病的孕妇的白细胞的趋化性、吞噬作用、杀菌作用等均明显降低，易因细菌、真菌而发生孕期和产期感染，甚至发展为败血症。感染易导致酮症酸中毒，对母子产生严重影响。

（5）酮症酸中毒　　酮症酸中毒是妊娠合并糖尿病最严重的并发症之一，可引起孕妇脱水，导致其低血容量、电解质紊乱、代谢性酸中毒，诱发昏迷甚至死亡。发生于孕早期的酮症酸中毒具有致畸作用；发生于中、晚期会加重胎儿慢性缺氧、酮症酸中毒，可导致胎儿电解质紊乱，严重时会引起胎儿死亡。

（6）产道损伤和产后出血　　糖尿病孕妇羊水过多、胎儿巨大，会使产程延长、宫缩乏力，难产机会增加，胎儿产伤增加，产后出血发生率高。

22.糖尿病有哪些并发症

糖尿病的并发症主要分为急性并发症和慢性并发症。

急性并发症，顾名思义就是短时间内出现，不及时就医病情就可迅速进展，甚至危及生命，可见于各型糖尿病和糖尿病的不同时期。最常见的是糖尿病酮症酸中毒，常见于1型糖尿病及血糖控制差的2型糖尿病，当患者出现难以解释的发困、口渴、呼吸深大时应警惕发生酮症酸中毒。另外，乳酸酸中毒、高渗性昏迷多合并其他严重的心脑肾或其他疾病，病情凶险，不易纠正，死亡率高。再次，可以在短期内危及患者生命的情况还有低血糖昏迷，患者可有低血糖的征兆，也可能直接处于昏迷状态，迅速识别低血糖非常重要。脑组织对低血糖非常敏感，短时间的严重低血糖可能对患者的脑组织产生不可逆的损伤，甚至使其成为"植物人"。

慢性并发症主要和病程及血糖控制程度有关，主要分为大血管病变、微血管病变、神经病变及糖尿病足。一般未经治疗的或治疗不当的患者，起病5~10年就可出现不同程度的慢性并发症。

（1）大血管病变　包括糖尿病心脑血管疾病及周围血管病变。其共同的病理基础都是动脉粥样硬化，但糖尿病患者由于存在与胰岛素抵抗相关的高血糖、高血脂、高黏状态、高凝状态，与非糖尿病患者相比，受累的动脉范围更广，血管内皮功能障碍，血栓易形成，发病年龄更早，病情复杂程度更高。

（2）微血管病变　主要包括糖尿病性视网膜病变、糖尿病性肾病。微血管病变与患者的血糖控制程度及病史长短有关系，是致盲、肾替代治疗最常见的原因。

心脏微血管病变和心肌代谢紊乱可引起心肌广泛性灶性坏死，称为糖尿病心肌病，可诱发心力衰竭、心律失常、心源性休克和猝死。

（3）糖尿病神经病变　糖尿病神经病变主要因微血管病变、氧化应激损伤及山梨醇旁路代谢增强等所致，以周围神经最为常见，通常为对称性分布且下肢重于上肢，其中末梢受累为著。临床上先出现肢端感觉异常，分布如袜子或手套状，表现为麻木、针刺、灼热或踩棉花感，可伴痛觉敏感，随后有肢体隐痛、刺痛、烧灼样疼痛，夜间或寒冷时加重。后期可有运动神经受累，出现肌张力减弱、肌力减弱、肌萎缩及瘫痪。查体可见早期腱反射亢进，后期腱反射减弱或消失、震动感减弱或消失、温触觉不同程度减弱。电生理检查可发现感觉和运动神经传导速度减慢，并早于临床症状出现。单一神经受累主要累及颅神经，以动眼神经最多见；其次为外展神经麻痹。自主神经病变可累及胃肠道、心血管、泌尿系统和性器官功能。

（4）糖尿病足　糖尿病足是指与下肢远端神经异常和不同程度的周围血管病变相关的足部感染、溃疡和/或深层组织破坏，是截肢、致残的主要原因。重在预防感染、防止外伤，积极治疗神经病变。

（5）眼的其他病变　糖尿病还可引起黄斑病、白内障、青光眼、屈光改变、虹膜睫状体病变等眼部病变。

❓ 23.什么是糖尿病酮症酸中毒

在糖尿病的急性并发症中，大家听到或遇到最多的可能是糖尿病酮症酸中毒，如果一开始没有足够重视，随着病情进展，患者的病情会雪上加霜，严重的甚至会因此丧命。下面我们就来揭开糖尿病酮症酸中毒的神秘面纱。

说到酮症，首先，就要认识胰岛素。胰岛素是人体内唯一可以使血糖下降的激素。当我们进食后，食物经过消化变成葡萄糖被吸收入血，只有当血液中的葡萄糖被运输到全身各处（例如大脑、肝脏、肌肉等），才会被细胞摄取利用，血液中的葡萄糖才能下降，胰岛素的作用就是使血中葡萄糖被细胞摄取利用的最重要环节。如果人体缺乏胰岛素，血中的葡萄糖就不能被机体利用，而是随着血液最终经过肾脏被滤过，变成尿糖排出体外；同时，由于葡萄糖的渗透性利尿作用，会带走人体大量的水、电解质，引起机体脱水、电解质紊乱。所以，糖尿病酮症产生的第一个前提条件就是胰岛素严重缺乏。

接下来，我们要谈谈酮体。由于胰岛素严重缺乏，人无法通过葡萄糖获取足够能量时，机体会出现能源匮乏，此时，作为能源储备的脂肪、蛋白质分解代谢增加。脂肪酸、含酮氨基酸大量分解，酮体生成量增多，以供身体的能量需求，当酮体的生成超过了肝外组织利用的限度，多余的酮体就会在血液中积聚，并且随尿排出的也增多，此时，血中、尿中就可以检测到酮体。酮体是由乙酰乙酸、β-羟丁酸、丙酮组成的，三者可以相互转化，其中乙酰乙酸、β-羟丁酸是酸性的。少量的酮体可以完全被机体中和，此时只发生酮血症；如果酮体越来越多，超过了机体的代偿范围，则引起酮症酸中毒。酮体会加速体液丢失，加重电解质紊乱，细胞在酸性条件下，功能状态也不正常了。

酮症酸中毒时，患者会出现多饮、多尿、体重减轻等症状加重，食欲减退、恶心、呕吐、腹痛，甚至假性急腹症。脱水明显时会出现口干舌燥、眼球凹陷、皮肤弹性差，严重时出现血压下降，甚至休克、少尿、急性肾功能衰竭。酸中毒者往往还会出现呼吸深快、有烂苹果味（丙酮经呼吸道排出）。另外，如果患者合并感染、心脑血管意外等情况，会加重病情，一定要尽早识别，尽早处理，尽快转危为安。

24. 糖尿病酮症酸中毒有哪些诱发因素

糖尿病酮症酸中毒是糖尿病的急性并发症之一。1型糖尿病患者在没有诱因的情况下，也可发生自发性酮症酸中毒。2型糖尿病及其他类型糖尿病在血糖控制差的前提下，遇到以下情况，可诱发酮症酸中毒。

（1）感染　感染是酮症酸中毒最常见的诱因。糖尿病患者抵抗力差，尤其是血糖高的时候，机体处于高糖环境中，而葡萄糖是细菌最好的能量来源，有利于细菌在体内繁殖、扩散，容易加重感染；而感染反过来会加重胰岛素抵抗，使胰岛素缺乏加剧，酮症随之而来。最常见的感染有肺部感染、泌尿道感染等。

（2）治疗不当或停用降糖治疗　降糖方案不得当，血糖未得到控制；治疗过程中，不恰当使用升高血糖的药物或未采取预防措施；随意停用降糖药、停用胰岛素或不适当地减量等。

（3）应激状态　如手术、外伤、脑梗死、脑出血、急性心肌梗死、分娩、妊娠等。

（4）精神因素　如重大的精神创伤、精神过度紧张等。

（5）饮食不当　进食高糖或高碳水化合物食物或高脂饮食，导致血糖急骤升高或大量脂肪摄入，产生过多酮体，均可诱发酮症。

25.怎样预防和治疗糖尿病酮症酸中毒

糖尿病酮症酸中毒是糖尿病的最常见的急危重症，了解酮症的诱因便是有效预防的前提。

酮症酸中毒的诱因：

（1）发生糖尿病酮症起病的基础就是血糖控制差，多见于擅自停用胰岛素、不按时服用降糖药、进食含糖食物或饮料、不知道自己血糖高等情况，所以，不论是哪型糖尿病，都要按时服药、注射胰岛素，如果遇到不能正常进餐的情况，比如禁食、恶心呕吐等，一定要监测血糖，如果血糖高，要及时去医院就诊。

（2）当高血糖遇到突发状况，酮症酸中毒就会乘虚而入，让病情雪上加霜，增加了生命危险。最常见的有各种感染（如肺炎、泌尿道感染、胃肠炎、败血症）、心肌梗死、脑出血、脑梗死、创伤（如外伤、心理创伤）、妊娠和分娩等，一定记得监测血糖、查查小便，酮症发现越早，治疗效果越好。

酮症酸中毒的治疗措施：

（1）最重要的措施就是补液！酸中毒的程度越重，补液量越多，一般按体重的 10% 估算。口服补液（就是喝白开水）安全有效，如果不能口服，就要以静脉注射为主。

（2）第二个重要的治疗措施是胰岛素治疗。酮体产生的来源是脂肪动员，脂肪被动员是因为体内缺乏胰岛素，葡萄糖不能被利用。所以，及时补充胰岛素就可以使血液中的葡萄糖被身体利用，脂肪分解被抑制，酮体产生被终止。小剂量胰岛素持续静滴（每小时每千克体重 0.1U 胰岛素）被证实是安全、有效、简便的治疗方式。血糖 ≥ 13.9mmol/L，以非糖注射液为主,用生理盐水 + 短效胰岛素持续静滴,每小时血糖下降 3.9~6.1mmol/L 为宜;当血糖 < 13.9mmol/L,可以用葡萄糖注射液 + 短效胰岛素治疗,也可以是非糖注射液,维持血糖在 8~12mmol/L,直至酮体转阴。根据患者进食、血糖情况,逐渐恢复胰岛素皮下注射或平时治疗。

糖尿病酮症酸中毒的临床治疗措施:

(1)纠正电解质紊乱及酸碱失衡　糖尿病酮症酸中毒时,常常合并钾丢失,当尿量大于 40mL/h,血钾低于正常,治疗开始就可以补钾;当血钾正常,可在补液、胰岛素治疗同时补钾;当血钾高于正常,需监测血钾水平,降至正常后,可开始补钾。虽然酮症进展到酸中毒时病情较重,但原则上补碱不宜太过积极,若血 pH 低至 7.1,或 HCO_3^- 降至 5mmol/L(CO_2 结合力为 4.5~6.7mmol/L)时,可给予 5% 碳酸氢钠 50~150mL 静滴,并应监测血气分析。

(2)处理诱因及防治并发症　及时治疗感染、心肌梗死、心衰、肾衰、脑水肿。

❓ 26. 什么是糖尿病肾病

糖尿病肾病属于糖尿病微血管病变之一,是糖尿病最常见的慢性并发症之一,临床特征为蛋白尿、渐进性肾功能损害、高血压和水肿,晚期容易出现严重肾功能衰竭,这也是糖尿病患者的主要死亡原因之一。糖尿病肾病的发病机制十分复杂,尚未完全阐明,主要有以下几个方面:

(1)肾血流动力学异常　①高血糖时,肾小球内呈高灌注、高滤过状态,跨毛细血管壁压力增高,使系膜细胞扩张,上皮细胞足突融合并产生致密小滴，肾小球上皮细胞从基底膜上脱落。②肾小球基膜Ⅳ型胶原信使糖核酸增高，使基膜增厚，最终形成系膜的弥漫性、结节性病变，发生肾小球硬化。③在压力增高的情况下，蛋白滤过增加，亦可沉积于系膜区和肾小球基底膜，促进基质增生，形成恶性循环并可造成结节性和弥漫性肾小球硬化。

（2）遗传因素 虽然多数糖尿病患者最终不会发生肾脏病变，但一些长期血糖控制良好的患者同样可能出现糖尿病肾病。而且糖尿病肾病的发生还呈现家庭聚集现象，在一些有高血压家族史的糖尿病患者中，糖尿病肾病的发生率也明显高于无高血压家庭史的患者。此外，在不同种族间糖尿病肾病的发生率也存在差异。这些均表明糖尿病肾病的发生与遗传因素有关。

（3）高血糖 血糖过高主要通过肾脏血流动力学改变以及代谢异常引发患者肾脏损害。其中，代谢异常导致肾脏损害的发生机制主要有：①肾组织局部糖代谢紊乱，可通过非酶糖基化形成糖基化终末代谢产物（AGES）；②多元醇通路的激活；③二酰基甘油–蛋白激酶C途径的激活；④己糖胺通路代谢异常。上述代谢异常除会参与早期高滤过，更为重要的是它会促进肾小球基底膜（GBM）增厚和细胞外基质蓄积。

（4）高脂血症 脂质代谢紊乱参与了肾小球硬化（包括DN）和肾小管的损伤。高脂血症促进肾小球硬化的机制可能为：①脂质在肾小球和肾间质沉积，沉积的脂质可进一步被氧化和糖化，巨噬细胞向肾小球聚集，吞噬摄取已被修饰的LDL，并转为泡沫细胞，促进肾小球硬化。②巨噬细胞和泡沫细胞释放的细胞因子，如PDGF、IGF-1、TGF-β 和TNF等）增加，进一步刺激系膜细胞增殖和分泌细胞外基质；释放各种化学趋化因子，使巨噬细胞和单核细胞在系膜区聚集；巨噬细胞和泡沫细胞释放活性氧使沉积的 LDL 进一步氧化,介导肾小球和肾间质的损伤,氧化 LDL 会通过作用于血管内皮细胞而使肾小球内压增高。③有学者认为高脂血症会对内皮细胞有直接的毒性作用,同时也会刺激系膜细胞增殖。

糖尿病肾病的临床表现:根据糖尿病肾病的病程和病理生理演变过程,Mogensen 曾建议把糖尿病肾病分为以下 5 期:

Ⅰ期:表现为肾小球滤过率增高和肾体积增大,同时肾血流量和肾小球毛细血管灌注及内压均增高。此期无临床症状。

Ⅱ期:即间歇性蛋白尿期。这期尿白蛋白排出率(UAE)正常(< 20μg/min 或 30mg/24h),运动后 UAE 增高但休息后可恢复。这一期肾小球已出现结构改变,GBM 增厚和系膜基质增加,GFR 多高于正常并与血糖水平一致,GFR > 150mL/min 或 UAE > 30μg/min 的患者以后更易发展为临床糖尿病肾病。Ⅰ、Ⅱ期患者的血压多正常。

Ⅲ期:早期肾病(incipientDN)。主要表现为 UAE 持续高于 20~200μg/min(相当于 30~300mg/24h),初期 UAE 为 20~70μg/min 时,GFR 开始下降并接近正常(130mL/min)。这一期患者血压轻度升高,降低血压可部分减少尿微量白蛋白的排出。患者的 GBM 增厚和系膜基质增加更加明显,已有肾小球结节型和弥漫型病变以及小动脉玻璃样变,并已出现肾小球荒废。

Ⅳ期:临床糖尿病肾病或显性糖尿病肾病(overtDN)期。这期主要有两大特点:一是大量白蛋白尿,UAE > 200μg/min 或持续性尿蛋白 > 0.5g,为非选择性蛋白尿;二是血压增高,约 3/4 患者出现高血压,严重者每天尿蛋白量 > 2.0g,往往同时伴有轻度镜下血尿和少量管型。这一期患者的 GFR 开始下降,但大多数患者血肌酐水平不高。

V期：即终末期肾功能衰竭。由于肾小球基膜广泛增厚，肾小球毛细血管腔进行性狭窄和更多的肾小球荒废，肾脏滤过功能进行性下降，平均每月大约下降1mL/min，导致氮质血症和肾功能衰竭，最后大多数患者的GFP＜10mL/min，血肌酐或尿素氮显著增高。此期尿蛋白仍持续存在，使低蛋白血症不断加重，并伴有严重的高血压和水肿。患者普遍有氮质血症引起的胃肠道反应（如食欲减退、恶心呕吐和贫血），并可继发严重的高血钾、代谢性酸中毒和低钙搐搦，还可继发尿毒症性神经病变和心肌病变。这些严重的并发症常是糖尿病肾病尿毒症患者致死的原因。

 27. 糖尿病肾病患者应注意观察哪些临床表现

我们知道早期糖尿病肾病几乎没有明显"感觉"，所以，每半年复查尿微量白蛋白、尿常规、眼底检查是必需的。而且，最好是同步查尿常规、尿微量白蛋白，因为尿微量白蛋白是非常敏感的尿蛋白指标，如果在24小时内锻炼、标本被污染、合并泌尿道感染、发热、充血性心衰、明显高血糖、血尿、脓尿等情况下，尿微量白蛋白都会"虚高"，如果此时同步留取了尿常规，就可以帮助我们判断尿微量白蛋白的结果是否可靠了。即使1次尿微量白蛋白高，也不能一锤定音，一般半年内，复查3次，其中有2次高于正常者，才可以被诊断为糖尿病肾病。

临床糖尿病肾病的患者，此期已有持续蛋白尿，患者可能会出现浮肿、高血压。抽血查肾功，肾小球滤过率会逐渐下降，一定要关注患者眼底病变的情况。

尿毒症期的患者，会出现难以控制的高血压、浮肿、低蛋白血症、贫血、电解质紊乱，肾小球滤过率进一步下降，尿素氮、肌酐逐渐升高，尿量减少。因此一定要定期复查肾功、电解质，并采取必要的治疗措施，延长寿命，提高生活质量。

28. 怎样才能早期发现糖尿病肾病

　　2 型糖尿病占糖尿病人群的绝大多数。我们知道，2 型糖尿病起病隐匿，并不是所有人都有典型的"三多一少"症状，所以，很多患者糖尿病的确诊之日并不是起病之时，也就是说，虽然糖尿病刚被确诊，但不代表患者刚患糖尿病，从血糖开始升高时，高血糖对身体的危害就已经默默在进行了。糖尿病肾病的发生发展往往要经过数年到数十年的时间，而且早期糖尿病肾病无典型的临床表现，等患者有"感觉"再去医院就诊，就会错失最佳治疗时机。糖尿病肾病患者早期如通过积极治疗便可以逆转病程而恢复到正常蛋白尿水平。但如果不予重视，情况便会随着时间及危险因素的恶化逐渐进展为大量蛋白尿、慢性肾功能不全，甚至是尿毒症。那如何能早期发现糖尿病肾病呢？

　　（1）当患者首次被诊断为糖尿病时，应进行尿微量白蛋白及眼底检查，作为"摸底"，了解自己糖尿病并发症是否已存在，也可以帮助我们推断糖尿病患者的病程长短。

　　（2）糖尿病患者每半年应复查尿微量白蛋白、尿常规、眼底，查看有无微血管病变的证据。尿微量白蛋白正常值＜ 30mg/L，轻微病变后在 30~300mg/L 范围波动，此时为糖尿病肾病的早期；有些患者以为查尿常规就可以早期诊断糖尿病，其实当尿微量白蛋白＞ 300mg/L 时，尿常规中蛋白才会显示阳性，实际上，此时患者早已错过了早期诊断。

所以，要想把糖尿病肾病"扼杀"在摇篮里，患者就要定期复查，切记不能跟着感觉走。

 29. 糖尿病患者尿中出现泡沫就是糖尿病肾病吗

正常的尿液是清澈透亮无泡沫的，当小便中出现大量泡沫时，人们往往会担心肾脏有问题，尤其是糖尿病患者，容易合并糖尿病肾病，而糖尿病肾病的典型症状便是尿液有泡沫，因而，他们会更加怀疑自己已经身患糖尿病肾病了。

尿中能形成泡沫，只能说明尿液的张力增加。而引起尿液张力增高的原因很多，如蛋白、黏液、无机物和有机物质增多都可使尿液的表面张力增加，出现泡沫。偶尔出现的泡沫尿，多半是生理性的，如排尿过急、尿液浓缩、便池中有去垢剂等原因都可引起泡沫尿，去除干扰因素，泡沫就会消失。所以，有泡沫不一定就是有尿蛋白。

如果小便有尿蛋白时一般都会继发出现泡沫尿，这种泡沫尿的特征是尿液表面漂浮着一层细小的泡沫，久不消失。出现这样的泡沫尿，也不一定就是糖尿病肾病，在血糖急剧升高、运动锻炼、尿路感染、血压升高、急性发热等情况下，尿蛋白会暂时升高，这就需要前往医院进行尿常规和尿微量白蛋白测定，明确有无尿蛋白，而且，还要择期复查，避免一过性尿蛋白干扰诊断。

综上所述，尿中有尿蛋白会出现泡沫，但尿中有泡沫不一定都是有尿蛋白，要想弄清楚泡沫尿到底有没有蛋白，最好是尽快去医院做相关检查，明确诊断。

30. 糖尿病肾病应如何预防和治疗

大家都知道，肾脏是人体最重要的脏器之一，承担着排泄废物、平衡电解质、调节酸碱度、分泌激素等任务。在中医认为"肾藏精，主生长、发育、生殖；主水；主纳气；主骨生髓"。肾脏出了问题，就是大事情，尤其糖尿病肾病，在我国的发病率呈上升趋势，目前已成为终末期肾脏病的第二位原因，仅次于肾小球肾炎。由于糖尿病肾病存在复杂的代谢紊乱，一旦发展到终末期肾脏病，往往比其他肾脏疾病更加棘手，所以，尽早预防尤为重要。

糖尿病患者首先应该定期复查尿常规、尿微量白蛋白，一般每半年复查一次，早发现、早治疗；其次，控制好血糖、血压、血脂，改善代谢紊乱；再次，避免使用有肾毒性的药物，尤其是成分不明的中成药，要遵医嘱使用。

如果已经合并糖尿病肾病，长期用药控制和延缓肾脏疾病进展，可提高患者生存质量。除此之外，患者还应注意以下几点：

（1）饮食及生活方面　高蛋白饮食会加重肾小球高灌注、高滤过，因此主张以低蛋白、优质蛋白为进食原则，蛋白质摄入应以高生物效价的动物蛋白为主，患者早期即应限制蛋白质摄入量，即 $0.8g/(kg \cdot d)$；已有大量蛋白尿和肾衰竭的患者可降低至 $0.6g/(kg \cdot d)$；中晚期肾功能损伤的患者，宜补充 α-酮酸。另外，有人建议以鱼、鸡肉等部分白肉代替红肉类（如牛肉、羊肉、猪肉），并加用多不饱和脂肪酸。此外，患者也不必过分限制植物蛋白（如大豆蛋白）的摄入，但应避免劳累、大量运动、感冒、各种感染，以此减轻肾脏负担。

（2）控制血糖　糖化血红蛋白（HbA1c）应尽量控制在 7.0% 以下。

空腹血糖控制为 5.0~7.2mmol/L，餐后＜ 10.0mmol/L。严格控制血糖可部分改善异常的肾血流动力学；可帮助 1 型糖尿病患者延缓微量白蛋白尿的出现；也可减少已有微量白蛋白尿者转变为明显临床蛋白尿。

（3）控制血压　降压的靶目标在伴有蛋白尿者为 130/80mmHg。降压药物首选血管紧张素转化酶抑制剂（ACEI）或血管紧张素受体拮抗剂（ARB）。此类药物具有改善肾内血流动力学，减少尿蛋白排出，抑制系膜细胞、成纤维细胞和巨噬细胞活性，改善滤过膜通透性等药理作用。即使在血压正常的情况下也可产生肾脏保护功能，且不依赖于降压后血流动力学的改善。其他种类的降压药在血压不达标的情况下，也是可以选择的，如钙通道阻滞剂（CCB）、β 受体阻滞剂和利尿剂等。

（4）控制血脂　糖尿病肾病患者血脂的控制目标为低密度脂蛋白胆固醇（LDL-ch）＜ 2.6mmol/L，甘油三酯（TG）＜ 1.7mmol/L。LDL-ch 在 2.3~2.6mmol/L 时，以他汀类药物治疗为主；HDL-ch ＜ 1.04mmol/L 时，以贝特类药物治疗为主。

（5）避免使用肾毒性药物　糖尿病肾病患者肾功能已有一定程度的损伤，代偿能力下降，如果此时不慎使用了肾毒性药物，会造成不可逆的肾功能损害。

（6）透析和肾移植　糖尿病肾病到了尿毒症期时，可选择的肾脏替代治疗包括血液透析、腹膜透析和肾脏移植。关于透析，宜早不宜迟，血肌酐＞ 710μmol/L 可作为透析治疗的指标。

综上所述，糖尿病肾病的防治措施主要包括低蛋白饮食、控制高血糖、治疗高血压及避免使用肾毒性药物。控制糖尿病，尽可能做到早诊断、早治疗，这是防治糖尿病肾病的关键。

31. 什么是糖尿病性视网膜病变

据世界卫生组织公布的相关数据显示，糖尿病性视网膜病变（DR）是全世界导致视力缺损和失明的主要原因。糖尿病病程大于10年者发生眼底病变的概率大于50%，特别是在血糖失控的情况下更易导致并发症。患者早期可能全无症状，但随着病情发展，可出现视力减退、视野缩小、屈光改变、对比敏感度降低等症状。视网膜病变发展到最后，会出现新生血管性增殖膜、牵引性视网膜脱离、新生血管性青光眼，最终失明。

DR是糖尿病导致的视网膜微血管损害所引起的一系列典型病变，是一种影响视力甚至致盲的慢性进行性疾病。临床上以是否出现视网膜新生血管为标志，将没有视网膜新生血管形成的糖尿病性视网膜病变称为非增殖性糖尿病性视网膜病变（NPDR），而将有视网膜新生血管形成的糖尿病性视网膜病变称为增殖性糖尿病性视网膜病变（PDR）。而这两种类型的疾病则有不同的分期。

NPDR分为：

（1）Ⅰ期（轻度非增生期，MildNPDR）：仅有毛细血管瘤样膨出改变（对应我国1985年DR分期Ⅰ期+）（图2）。

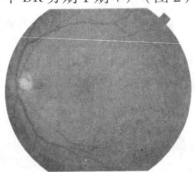

图2　NPDR Ⅰ期

（2）Ⅱ期（中度非增生期，ModerateNPDR）：介于轻度到重度之间的视网膜病变，可合并视网膜出血、硬渗和象限已有明确的静脉串珠样改变，或者至少1个象限视网膜内微血管异常，无明显特征的增生性DR（对应我国1985年DR分期Ⅲ期++）（图3）。

PDR分为：

（1）Ⅳ期（增生早期）：出现视网膜新生血管或视盘新生血管，当NVD＞1/4~1/3视盘直径或NVE＞1/2DA，或伴视网膜前出血或玻璃体积血时称"高危增生型"（对应我国1985年DR分期Ⅳ期）（图4）。

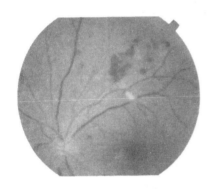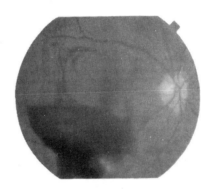

图3 NPDR Ⅱ期　　　　　图4 PDR Ⅳ期

（2）Ⅴ期（纤维增生期）：出现纤维膜，可伴视网膜前出血或玻璃体积血（对应我国1985年DR分期Ⅴ期）（图5）。

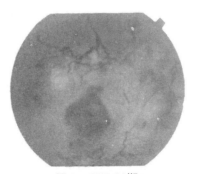

图5 PDR Ⅴ期

（3）Ⅵ期（增生晚期）：牵拉性视网膜脱离，合并纤维膜，可合并或不合并玻璃体积血，也包括虹膜和房角的新生血管（图6）。

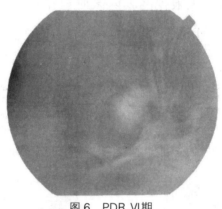

图6　PDR Ⅵ期

(?) 32. 糖尿病性视网膜病变有哪些危险因素，如何防治

糖尿病病程、高血糖及高血压是DR发生发展的独立危险因素。另外，尿蛋白排泄率、尿微量白蛋白含量、血清肌酐水平、血清尿素氮水平、血尿酸水平、是否应用胰岛素治疗、是否合并糖尿病肾病和糖尿病周围神经病变、是否坚持锻炼等情况，都可能与DR的发生发展有关。其中，合并糖尿病肾病及尿蛋白排泄率可用于预测DR患者的病情发展趋势和预后情况。

良好的血糖控制，可以帮助患者防止视网膜病变发生，减缓增生期病变发生进程，特别应注意在糖尿病早期进行良好的血糖控制，对于DR的长久预后非常重要。控制血糖能防止和逆转早期视网膜病变。若能使血糖控制在正常水平，可有效地防止糖尿病性视网膜病变的发生和发展。因而控制血糖是预防和治疗糖尿病性视网膜病变的最重要措施。若患者的视网膜病变发展迅速，应及时改用胰岛素治疗。此外在控制血糖时应密切观察以预防低血糖以及心血管事件风险，对于有心血管疾病的老年患者，血糖控制的标准可以放宽。

除此之外，血压控制良好也可以缓解视网膜病变的进展。高血压既可促使糖尿病性视网膜病变的发生与发展，又会显著增加眼底出血等疾病发生的概率。肾素血管紧张素系统抑制剂在 DR 的防治中是有效的。1 型糖尿病应用血管紧张素转化酶抑制剂治疗可以显著地降低50％的DR 进展。DIRECT 3 个临床试验的整体结果显示血管紧张素受体抑制剂对于 DR 的减少作用是显著的。建议患者在家自行监测血压水平。

DR 的治疗：

（1）调脂治疗　糖尿病性视网膜病变早期研究结果表明，视网膜脂质渗出与血胆固醇和低密度脂蛋白密切相关，调节血脂水平有助于改善患者视网膜状态。建议在内科医师管理下控制血脂。《中国 2 型糖尿病防治指南（2017 版）》建议应用阿司匹林来预防心血管疾病和糖尿病微血管病变的发生。由于阿司匹林不会增加视网膜出血风险，因此，合并视网膜病变不是阿司匹林心血管保护治疗的禁忌证。

（2）其他药物治疗　临床上，根据视网膜是否出现新生血管增殖，该病被分为两个主要的发展阶段，即非增殖期和增殖期病变。在非增殖期，患者视网膜出现微血管瘤、出血斑、硬性渗出、棉絮斑等。此期病变的主要危害是由于血 - 视网膜屏障的破坏，血浆成分渗漏到视网膜组织，导致视网膜水肿，当水肿发生于黄斑区时，则引起中心视力损害。此时仍属糖尿病视网膜病变的较早期病变，多采用药物治疗，如选用一些改善血液黏度药物。①胰激肽原酶：此药具有扩张微血管、激活血液中纤溶酶、防止血栓形成的作用。用药方法是 10U/ 次，3 次 /d。凡患有肿瘤或心力衰竭等疾病的患者忌用此药。②羟苯磺酸钙：此药具有抑制血小板聚集、降低全血黏度及防止血栓形成的作用。用药方法是250~500mg/次，2~3次/d。③潘生丁与阿司匹林：这两种药物均有抗血小板聚集、防止血栓形成的作用。糖尿病性视网膜病变患者服潘生丁50mg/d及阿司匹林300mg/d，可有效地控制病情的发展。

此外，以肝素为代表的抗凝药物，以尿激酶、链激酶为代表的促纤溶药物，醛糖还原酶抑制剂，对少数病例有效。

（3）激光治疗　激光治疗的目的是阻止病变进展，防止视力进一步下降。当病变发展至出现大面积的视网膜血管闭锁时，病变已开始向增殖期进展，应及时行全视网膜播散性光凝。氩离子激光光斑小，绿色激光易被血红蛋白吸收，故可直接凝固封闭新生血管、微血管瘤和有荧光渗漏的毛细血管。它可制止玻璃体积血和视网膜水肿，而不至于影响黄斑的功能。每年需作激光补充治疗，以封闭初发的新生血管。

（4）手术治疗　玻璃体切割术，主要用于增生性视网膜病变的并发症，如玻璃体内积血较长时间不被吸收、牵拉性视网膜脱离、严重的进行性视网膜纤维血管增生、致密的视网膜前出血等。手术切除出血的玻璃体，眼内激光可恢复部分视力。手术的目的是清除积血、切断机化膜、消除纤维组织赖以生长的支架、松解对视网膜的牵拉，必要时玻璃体腔内填注硅油或气体，恢复正常的视网膜解剖关系，手术中或手术后行全视网膜光凝。有些患者手术后虽然不能恢复中心视力，但视野可能扩大，这对双眼重度病变或一只眼已经失明的患者仍有重要意义。

总之，糖尿病患者应增加对自身疾病的认识，并加以高度重视。尽可能用饮食控制或联合降糖药物将血糖控制在正常范围，必要时应在内分泌医师的指导下应用胰岛素，以预防糖尿病性眼病等糖尿病全身并发症的发生。眼科治疗应根据病情分阶段进行。目前，由于激光及手术治疗方法和设备的不断改进和完善，许多原来被认为不可治的晚期糖尿病性视网膜病变患者仍可恢复部分视力。

 33. 糖尿病性视网膜病变如何筛查

糖尿病性视网膜病变的筛查非常重要。糖尿病患者视网膜病变筛查起始时间：糖尿病患者应在随诊中筛查视网膜病变，对于不同类型的糖尿病，开始筛查视网膜病变以及随诊的时间安排也有所不同。我国 DR 患者的发病年龄与诊断年龄有时不完全符合，某些患者第一次被诊断为糖尿病时可能已出现视网膜病变，故建议青春期前或青春期被诊断为 1 型糖尿病的患者在青春期后（12 岁后）开始检查眼底（表 1），之后应每年随诊，青春期后发病的患者一旦确诊即应进行视网膜病变筛查。2 型糖尿病患者应在确诊时开始筛查眼底病变，如果未发现视网膜病变证据，糖尿病患者可以考虑每 2 年进行 1 次眼科检查。但是，如果合并任意水平的糖尿病性视网膜病变，1 型、2 型糖尿病患者都需要立即进行散瞳视网膜检查，并在此后应至少每年进行 1 次散瞳视网膜检查。而且，对于那些视网膜病变正在进展或已威胁视力的患者，应该考虑增加检查频次；对于计划妊娠或已经怀孕的 1 型、2 型糖尿病患者，应该明确妊娠期间视网膜病变有发生发展的风险；对于妊娠糖尿病患者应在妊娠前或妊娠初期 3 个月开始筛查，且这些患者在妊娠各期和产后 1 年内需要注意监测视网膜病变程度（表 1）。不同资源的医院可承担不同的筛查内容，对于视力出现损伤的患者，不具备诊断和治疗资源的医院应将其转至有资源的医院（表 2）；如果患者得不到充分的视网膜评估，则应交由眼科医师和眼底病科医师进行检查。在我国医疗资源水平不均一，患者需要根据各自的病情选择相应的医院进行防治。

资源匮乏的医院：仅能作视力检查，视力检查者应接受培训。

表 1　我国不同类型糖尿病患者接受眼科检查首诊和随诊时间建议

类型	首次眼底检查时间	随诊时间
1 型糖尿病	青春期前或青春期发病，可在 12 岁开始筛查，青春期后发病患者一旦诊断即进行筛查	每年 1 次或根据情况
2 型糖尿病	确诊时	每年 1 次或根据情况
妊娠糖尿病	妊娠前或妊娠初 3 个月	NPDR 中度：每 3~12 个月，NPDR 重度：每 1~3 个月

注：NPDR 示非增生期糖尿病视网膜病变

表 2　糖尿病及糖尿病视网膜病变患者基于疾病严重程度
分级的转诊和随诊建议

分级	随诊	随诊时间	就诊医院级别
无明显的视网膜病变	1 年随访 1 次（无须眼科医师检查）	矫正视力 ≥ 0.63（或 4.8）	资源匮乏的医院
不严重的视网膜病变（Ⅰ期和Ⅱ期），不合并糖尿病黄斑水肿	尽可能数月随访 1 次，最好是由眼科医师检查	矫正视力 < 0.6（或 4.8）或视力突然下降	有限资源或资源充足的医院
不严重的视网膜病变（Ⅰ期和Ⅱ期），合并糖尿病黄斑水肿	尽可能数月随访 1 次，眼底病科医师检查	无	资源充足的医院
严重的视网膜病变（Ⅲ期和Ⅳ期），一般都会合并糖尿病黄斑水肿	尽快由眼底病科医师检查	无	资源充足的医院

资源有限的医院：可以进行直接或间接的眼底镜检查或眼底照相，

能够对 DR 进行分期。最好是由眼科医师进行，如果无眼科医师，可以由经过培训的全科医师进行。

资源充足的医院：具备各种眼底照相、FFA、OCT 及治疗设备，可以对严重视网膜病变进行评估和干预。

 34. 什么是糖尿病足

糖尿病足是由于下肢远端神经异常和不同程度的周围血管病变引起的足部溃疡、感染和（或）深层组织破坏，主要临床表现为足部溃疡和坏疽（图 7）。糖尿病足是糖尿病患者尤其是老年糖尿病患者感到最痛苦的一种慢性并发症，也是糖尿病患者致残和降低生活质量的主要原因。糖尿病神经病变导致感觉运动功能障碍、周围血管病变、外伤、足部畸形或骨关节病变、骨刺、胼胝以及贫穷、独居老人、依从性差、缺乏健康教育指导等都是发生糖尿病足的高危因素。

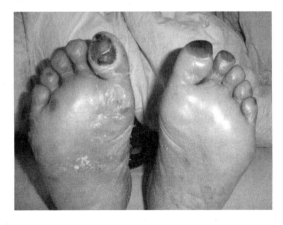

图 7 糖尿病足

35. 糖尿病足患者应监测哪些临床指标

所有糖尿病患者应该每年至少做 1 次足部检查，有危险因素的应该至少每 3~6 个月检查 1 次。临床常用的足部检查主要是皮肤形态和畸形检查，观察皮肤颜色和营养状况，检查皮肤有无破损，触诊患者足部皮肤的温湿度以及足背动脉、胫后动脉搏动。

 36. 如何预防糖尿病足

糖尿病足重在预防，尽管治疗困难，但预防十分有效。预防糖尿病足应该做到以下几点：

（1）定期检查　糖尿病足患者至少每年检查 1 次足部，保证床单、鞋袜及皮肤的清洁。穿鞋前先检查鞋内有无异物，不穿过紧或有毛边的袜子或鞋。

（2）改善局部血液循环　防止患者患肢受压，卧位时注意勤翻身，以避免局部受压时间过长。

（3）合理饮食　改善全身营养状况，鼓励患者进食高蛋白、高维生素食物，限制高脂饮食，少食辛辣食物，坚持清淡饮食。

（4）及时就诊　大多数糖尿病足患者都容易出现足部外伤，如果伤口出现感染或久治不愈，应及时就诊，进行专业处理。

（5）足部自我检查　检查应在光线充足的情况下，请家人帮忙或使用镜子，每日检查足趾、足底、足变形部位，观察皮肤温度和颜色变化，看是否有损伤、水疱、干燥、皲裂，趾甲、趾间有无异常，有无鸡眼、脚癣、足部动脉搏动等。

（6）足部护理　坚持每天用温水泡脚，温度不超过 37℃，用手、手肘或请家人代试水温；每次洗完脚，用松软干净的浅色毛巾擦干，尤其是脚趾间的水分，并检查有无出血或渗液。干燥皮肤用润肤液，但避免用于足趾间。剪趾甲不要太短，不要留尖角；指甲剪尽量专人专用，不到公共浴室修脚；不要使用化学药物或膏药去除鸡眼和胼胝。一旦出现青紫、疼痛或受伤要及时就医。

37. 什么是低血糖，低血糖有什么表现

低血糖是指由多种原因引起的血糖浓度过低所致的综合征。其中，非糖尿病患者低血糖的诊断标准是血浆血糖浓度 ≤ 2.8mmol/L；而糖尿病患者血浆血糖浓度 ≤ 3.9mmol/L 为低血糖。低血糖也是糖尿病患者服用口服降糖药或胰岛素治疗过程中常见的问题和必有的经历。低血糖早期症状以自主神经尤其是交感神经兴奋为主，表现为心悸、乏力、出汗、饥饿感、面色苍白、手抖、视力模糊等，较严重的低血糖常有中枢神经系统的表现，包括头痛、头晕、定向力差、吐字不清、意识模糊、精神失常，甚至昏迷。有些患者在多次低血糖发作后会出现无警觉性低血糖，或者叫无症状性低血糖，也就是说患者在低血糖发作时无心慌、出汗、饥饿、视力模糊等先兆，直接进入昏迷状态。如低血糖不及时纠正，持续时间长（一般认为超过 6 小时），且症状严重者可导致中枢神经系统损害，甚至造成不可逆转的损害。

38. 低血糖应如何处理

怀疑低血糖时应立即测血糖，以明确诊断；无法测定血糖时可按低

血糖处理，并观察症状改善情况。

（1）意识清楚者，"吃 15，等 15"，即口服 15~20g 糖类食品（以葡萄糖为佳，其他如糖块 2~4 块、含糖饮料 100mL、蜂蜜 1 勺等），等 15 分钟监测血糖 1 次。如血糖 ≤ 3.9mmol/L，再给予 15g 糖类食物；若血糖 ≤ 3.0mmol/L，给予 50% 葡萄糖 20mL 静推；若血糖在 3.9mmol/L 以上，但距离下一次就餐时间在 1 小时以上，给予含淀粉或蛋白质食物。当低血糖纠正后，要了解低血糖的原因，调整用药；注意低血糖会诱发心、脑血管疾病，需要监测生命体征；经常自我监测血糖，避免低血糖再次发生；随身携带糖果和糖尿病急救卡。

（2）意识障碍者，给予 50% 葡萄糖 20mL 静推，每 15 分钟监测血糖 1 次。若血糖 ≤ 3.9mmol/L，继续给予 50% 葡萄糖 20mL 静推，保持静脉通路，输注葡萄糖直到血糖恢复，意识恢复后监测血糖 24~48 小时。

❓ 39. 糖尿病患者血糖控制是否越低越好

糖尿病患者的血糖控制目标并不是越低越好。对于糖尿病患者不仅要降低高血糖，而且更应该防治低血糖。糖尿病患者的血糖控制目标根据糖尿病的分型、患者的年龄、并发症及并发症等不同而不同。对于 1 型糖尿病患者，已有多种指南建议患者在避免低血糖及进行糖尿病个体化治疗的基础上，糖化血红蛋白（HbA1c）的控制目标是：儿童和青春期 < 7.5%，成人 < 7.0%。对于大多数非妊娠成年 2 型糖尿病患者而言，合理的 HbA1c 控制目标为 < 7%。对于病程较短、预期寿命较长、无糖尿病相关并发症、无合并动脉粥样硬化性心脑血管疾病的 2 型糖尿病患者糖化血红蛋白的控制目标应该更严格，如 HbA1c < 6.5%，或尽可能

接近正常。对于有严重低血糖史、预期寿命较短、有明显糖尿病微血管和大血管并发症或有严重并发症的 2 型糖尿病患者血糖控制的目标应该宽松一些，如糖化血红蛋白＜ 8%。血糖控制目标均以无低血糖和其他不良反应为前提。

40. 糖尿病可以根治吗

所谓"糖尿病"，是在各种致病因素（如遗传、病毒感染、肥胖、高热量饮食、活动减少等）的作用下，导致胰岛 β 细胞损害，分泌胰岛素减少或出现胰岛素的作用障碍，周围肌肉组织和脂肪组织对胰岛素的敏感性下降，也就是胰岛素的效力相对减弱，不能正常对糖进行代谢，导致血糖升高。目前认为糖尿病是不能根治的，但可以通过综合管理得到控制。

糖尿病尚不能根治，主要原因有二。首先，目前认为大部分 2 型糖尿病是由遗传背景决定，后天不良生活方式及免疫等因素诱导的，是具有明显异质性的慢性高血糖及其并发症所组成的综合征，而非单一病因引起的单一疾病。任何一种药物都无法改变人的遗传及生活方式，所以，糖尿病的治疗也应是包括改变生活方式在内的综合治疗，绝不可能是由一种药或一种方法来"根治"的。其次，大部分糖尿病患者为 2 型糖尿病，而 2 型糖尿病多合并胰岛素抵抗和胰岛素分泌不足。大量临床糖尿病治疗研究发现，患者不论用何种药物治疗，糖尿病患者胰岛 β 细胞功能，即胰岛素分泌功能都会随着年龄增加而逐渐降低，并由此推断，年龄越大，胰岛 β 细胞功能随机体衰老而下降得越严重。坚持"五驾马车"的综合治疗，即糖尿病教育、饮食控制、血糖监测、合理运动、药物治疗，是目前治疗糖尿病唯一可行的方法。

现在又强调以患者为中心的个体化治疗，其根源在于糖尿病的病因不清楚，尤其是 2 型糖尿病，易患基因那么多，根治无从谈起，只有强调综合治疗。事实上，糖尿病是一种全身慢性进行性疾病，只有少数继发性糖尿病，如甲状腺功能亢进症、皮质醇增多症、生长激素瘤等所导致的糖尿病可以治愈，而这只占极小部分。而原发性糖尿病是终身性疾病，尤其是 1 型糖尿病患者，需终身胰岛素替代治疗；2 型糖尿病患者，经胰岛素、口服降糖药适当地治疗后，病情可迅速得到控制。只要认真对待，精心治疗，坚持控制饮食、锻炼身体，配合血糖监测，患者都可以稳定病情，并与正常人一样参加工作。

在目前的医疗条件下，虽然糖尿病不易根治或彻底痊愈，但是糖尿病患者切不要忧心忡忡，悲观失望，而应正确认识糖尿病本身并不可怕，可怕的是严重威胁生命的并发症。影响血糖控制的可变因素较多，如劳累、失眠、感染、饮食不节、情志失调等都可引起病情的复发和变化。因此，糖尿病患者要坚持长期治疗，树立战胜疾病的信心和决心，克服不利于治疗糖尿病的精神因素，在医生的正确指导与自己的密切配合下，控制糖尿病的发展，防止并发症的发生。

⑦ 41. 什么是糖尿病治疗的"五驾马车"

糖尿病治疗的目标是使血糖、血脂、血压控制达标，防治和延缓糖尿病各种并发症的发生和发展，提高患者的生活质量，减少致残率和死亡率，延长患者的寿命。"五驾马车"是糖尿病综合防治的经典策略，即饮食控制、合理运动、药物治疗、疾病监测及糖尿病教育。其中，糖尿病教育是核心，饮食控制是基础，合理运动是手段，药物治疗是降糖的武器，科学全面地监测是血糖达标的保障。另外，心理健康是糖尿病治疗的前提，预防并发症是糖尿病综合管理的终极目标。

 ## 42.糖尿病饮食控制的原则是什么

　　一般糖尿病患者的饮食控制原则是：合理控制总热量；减少脂肪摄入；摄入适量蛋白质；适当补充维生素、矿物质和微量元素；限盐，每日应限制在 6g 以内；增加膳食纤维；戒烟限酒。科学配餐，各种营养物质摄入平衡；称重饮食，定时定量进餐；少量多餐，每日 3~6 餐。每日至少进食 3 餐，早中晚餐的食物比例为 1/5、2/5、2/5 或 1/3、1/3、1/3，通过减少每餐分量、增加用餐次数的方法可降低血糖波动。每日加餐的时间最好在 10 点、16 点和睡前。对于体重正常、单纯采用饮食治疗的患者，开始时，碳水化合物要严格控制；妊娠、儿童、营养不良者蛋白质要适当增加。根据具体病情调整饮食结构，根据体重、劳动强度、饮食习惯等制订饮食计划。

 ## 43.糖尿病患者能只吃副食、不吃主食吗

　　只吃副食、不吃主食是一种不健康的饮食方式，糖尿病患者更不可取，原因有两方面：

　　（1）健康的饮食就是营养摄入均衡的饮食，所谓营养摄入均衡，就是摄入的食品所含的营养物质要符合人体必需的营养要求。从三大热量供给的营养物质（蛋白质、碳水化合物和脂肪）的合适比例来看，一

般蛋白质占食物的比例为 10%~15%、碳水化合物占 60%~70%、脂肪占 20%~25%，如果我们只吃副食、不吃主食，食物中的脂肪和蛋白质比例过高，则会增加消化器官的负担。另外，人体还有多种必需维生素、矿物质和微量元素等，米面等主食除了主要含碳水化合物外，还含有多种维生素、矿物质等。任何单一的食品，不管它的营养物质如何丰富，都不可能包含人体所需的所有营养物质。因此，不偏食，食物搭配品种丰富，才是健康的饮食。

（2）一个人饮食正常搭配的情况下，副食所提供的热量其实占到总热量的 40%~50%。一些人误认为副食热量低，而大量进食副食，特别是进食大量含脂肪或蛋白高的食品时，其热量摄入量有时可能比吃主食时更高，以致达不到控制总热量摄入的糖尿病饮食控制目的。

❓ 44. 糖尿病患者控制饮食就是饿肚子吗

所谓糖尿病饮食治疗，就是既要控制饮食，又要合理膳食。其核心是注意饮食的质和量。质即饮食结构，量即饮食的总热量。其目的就是：要维持正常生活，使成年患者能从事劳动、学习等各种正常活动，儿童患者能正常地生长发育；肥胖型患者要减轻体重，消瘦型患者则适当增加体重，使体重维持在接近标准的范围内；减轻胰岛 β 细胞负担，通过适当限制饮食，避免过度刺激胰岛 β 细胞分泌胰岛素。如果采取饥饿疗法就达不到上述的治疗目的。

人们要从事工作、学习等活动，必须进行体力及脑力活动，就需要消耗大量的能量，这些能量只能来源于所摄入食物的消化、吸收和转化。人体即使是在休息的情况下，心、脑、肝、肺、肠等重要器官也都在不停地进行着生理活动，同时也在大量消耗能量。如果能量补充不足，势必影响机体的生理活动，因此需要及时补充。

所以，控制饮食绝不是意味着尽量少吃。当饥饿达到一定程度，血糖也会短暂下降，降到一定程度就会刺激升糖激素的大量分泌，而这种分泌量往往超过当时的需要量，引起血糖反跳性过度升高，使病情更难控制。长期饥饿、热量不足可导致机体自身消耗，不仅会出现消瘦、抵抗力减弱、生活幸福感下降、生活质量降低，甚至还会引起报复性进食，反而不利于血糖的平稳控制，可加重糖尿病。因此，糖尿病患者要遵照医嘱，合理安排每日总热量，蛋白质、脂肪及碳水化合物适当配比，制订自己较理想的食谱。

45. 糖尿病患者能吃米饭、馒头等主食吗

每顿主食都要有米饭、包子、馒头等谷薯类主食，这是我国居民碳水化合物的主要来源。在总能量适当的基础上摄取合理比例的碳水化合物，有利于提高胰岛素的敏感性和改善葡萄糖耐量，还可以防止机体因蛋白质过度消耗和脂肪过度分解而导致酮体生成。特别是糖尿病患者，因害怕影响血糖而不吃米饭、馒头等主食的方法是错误的。患者应适当控制主食（米、面、玉米、小米、荞麦等）量。在一般情况下，休息的患者每天 250~300g；轻体力劳动者每天 350~400g；重体力劳动者每天 450~550g。待血糖下降和尿糖（+）减少后，每天可适当增加主食25~50g。主食要轮换食用或混合食用，以提高营养价值。患者要注意总结进餐与血糖、尿糖之间的变化规律，做到病情稳定，主食固定；病情波动，及时调整。要灵活掌握，使体重维持在标准范围之内。

选择多样化、营养合理的食物，就是要每日均衡摄入谷薯类以及肉、蛋、乳制品、蔬菜、水果、豆制品等，不偏食。合理搭配，做到主副食搭配、粗细搭配、荤素搭配等。

46.怎样才能吃对主食，控制好糖尿病呢

糖尿病饮食控制是糖尿病控制"五驾马车"的驾辕之马，是最关键的。要以积极的心态对待它，既不能过于教条，又不能马马虎虎，要认识到饮食控制在某种程度上比吃药打针更重要。无论何种类型的糖尿病患者，采用何种治疗方法，任何时间内都要进行糖尿病的饮食控制。对于糖尿病患者来说，饮食的原则应当是在合理控制总热量的基础上合理搭配，即碳水化合物、蛋白质、脂肪三大营养物质按一定比例进食，并且确保富含膳食纤维和维生素的食物的摄入量。只要符合这些大原则，糖尿病患者的饮食也可以有乐趣。《中国2型糖尿病防治指南》建议，糖尿病患者和高危人群从碳水化合物中获得的能量应该占55%~60%。主食中最主要的成分就是碳水化合物。

在医学上，糖的学名为"碳水化合物"，它包括多糖、双糖、单糖等。人们平时吃的米、面属于多糖；蔗糖（白糖）、红糖、乳糖、麦芽糖属于双糖；单糖则包括葡萄糖、果糖（水果中富含）、半乳糖等，蜂蜜里就包含大量单糖。

很多人觉得，碳水化合物既然会升高血糖，那我就不吃主食，只吃含蛋白质、脂肪的副食。其实，这种想法是错误的。现代人之所以糖尿病高发，不是因为粮食吃多了，恰恰是粮食吃得少，而高蛋白、高脂肪食物吃得太多所致。事实上，蛋白质、脂肪在体内也能转化为葡萄糖，

并且蛋白质、脂肪生成的热量远远高于糖类。那些不吃主食的人，往往多吃蛋白质和脂肪，就会造成肥胖、超重，从而引起胰岛素抵抗，结果不但不能控制糖尿病，反而加重病情。因此，要防治糖尿病，我们应该回归传统的东方饮食习惯。

还有些人在糖尿病的饮食控制中是以控制主食摄入量来达到控制血糖升高的目的。这种想法是不够正确的。因为葡萄糖是体内能量的主要来源。若不吃主食或进食过少，葡萄糖来源缺乏，身体就必然要动用脂肪，脂肪在体内分解生成脂肪酸，并在体内燃烧后释放能量。由于脂肪酸产生过多，常伴有酮体生成，经肾脏排泄可出现酮尿。因此，无论是正常人还是糖尿病患者，每日主食不能少于150g，即碳水化合物摄入量不能低于150g，否则容易出现酮尿。此外，不吃主食也可能出现高血糖。由于体内需要热量，在饥饿状态下，就需动用蛋白质、脂肪，使之转化为葡萄糖，以补充血糖的不足。长此下去，患者可出现形体消瘦、抵抗力减弱，而且很容易出现各种并发症。

那么，糖尿病患者到底应该怎样吃主食，才有利于控制血糖？一般的糖尿病人群主食量应在300g/d左右，可根据不同的身高、体重及劳动强度稍加调整。不过，同一种主食，做法不同，吃完以后对餐后血糖的影响也是有差别的。因此，专家提出"升糖指数"的概念，以帮助糖尿病患者更有效地控制饮食。升糖指数是反映食物对血糖影响的指标。其实它是衡量食物引起餐后血糖反应的一项有效指标，它是指含50g碳水化合物的食物与相当量的葡萄糖或白面包在一定时间内（一般为2小时）体内血糖反应水平百分比值，是一个比较而言的数值，反映了食物与葡萄糖相比升高血糖的速度和能力，通常把葡萄糖的升糖指数定为100。一般而言，食物升糖指数＞70为高升糖指数食物，它们进入胃肠后消化快，吸收率高，葡萄糖释放快，葡萄糖进入血液后峰值高；食物升糖指数＜ 55 为低升糖指数食物，它们在胃肠中停留时间长，吸收率低，葡萄糖释放缓慢，葡萄糖进入血液后的峰值低，下降速度慢。

另外，食物的营养构成、性状、制作工艺都会影响升糖指数。具体到主食的制作，有以下几个方法可以降低升糖指数，有助于餐后血糖平稳：①主食原料不求精、不求细，吃糙米、糙面比精米、精面好；②吃带皮的谷物，如做豆沙包时，带皮的豆馅比去皮细筛的豆馅好；③增加主食中的蛋白质；④增加主食中的脂肪含量；⑤不过多烹调食物，如粥别熬得太烂。

总之，不要把糖尿病的饮食控制看得有多难，从营养学角度看来，只要懂得科学搭配和食物生成营养原理，有时候"懒"一点更容易降低食物的血糖生成，比如粗粮不要细作，蔬菜不要切太小，豆类整粒吃不要磨碎……这些饮食习惯上的"小窍门"都有利于血糖的控制。

47. 都说粗粮对糖尿病患者好，到底应该怎样搭配粗粮呢

现代食物的加工越来越精细，但人们却越来越提倡粗粮养生。多吃粗粮有益健康是人们对于粗粮的普遍认知。粗粮是相对我们平时吃的精米白面等细粮而言的，主要包括谷类（玉米、小米、紫米、高粱、燕麦、荞麦、麦麸）、杂类（如黄豆、红豆、绿豆等）以及块茎类（红薯、山药、马铃薯等）。由于加工简单，粗粮中保存了许多细粮中没有的营养。粗粮含碳水化合物比细粮要低，并且富含 B 族维生素。粗粮含有丰富的不可溶性纤维素，有利于消化系统正常运转；它与可溶性纤维协同工作，

可降低血液中低密度胆固醇和甘油三酯的浓度，降低高血压、糖尿病、肥胖症和心脑血管疾病的风险。对于糖尿病患者而言，粗粮还可以增加食物在胃里的停留时间，减缓饭后葡萄糖吸收的速度，从而避免血糖的快速升高。因此，糖尿病患者适量吃粗粮有益于健康。

但值得注意的是，长期过多地吃粗粮却存在一定的危害。粗粮中含有的纤维素和植酸会使人的蛋白质补充受阻、脂肪利用率降低，造成脏器功能损害，人体免疫能力降低；长期大量食用粗粮还会阻碍钙、铁、锌、磷的吸收，影响肠道内矿物质的代谢平衡。

所以，粗粮虽好，但要注意食用方法。目前，建议糖尿病患者每天吃2两（100g）的粗粮或全谷类食物。老人每天的纤维素摄入量最好不要超过25~35g。青春期少女的纤维素摄入量，每天不应超过20g。一日3餐中粗粮只吃1餐即可，饮食中以6分粗粮、4分细粮最为适宜。适合糖尿病患者的粗粮有小米、玉米、燕麦片、荞麦面、莜面、糙米等，烹饪过程中避免加入大量的油脂、糖、面粉等，避免油炸或反复加工。以天然的粗粮为好，添加了香精、色素、甜味剂、膨化剂等的粗粮制品最好不要食用。吃粗粮的同时还要注意多喝水，粗粮中的纤维素需要有充足的水分做后盾，才能保障肠道的正常工作。胃肠功能差，缺钙、铁、锌等微量元素，重体力劳动者及高龄糖尿病患者，不适宜食用粗粮，以免造成营养不良。

48. 糖尿病患者应如何喝水

20世纪20年代以前，人们对于糖尿病的认识、治疗水平有限，没有有效的降糖药物。因此，只好严格控制饮食、限制进水，但是这样只能使一些糖尿病症状有所减轻，患者还是会慢慢呈全身衰竭状态。

糖尿病患者由于血糖升高，葡萄糖随血液循环从肾脏排出体外，引起渗透性利尿而导致多尿，也就是糖利尿。多尿导致水分丢失，使人产生渴感，在大脑意识支配下寻找水源，表现为多饮水。所以许多糖尿病患者都有多饮、多尿的表现。

喝水多是体内缺水的表现，是人体的一种保护性反应。喝水有利于体内新陈代谢，改善血液循环，可预防老年患者脑血栓的发生。糖尿病患者控制喝水会使糖尿病病情加重，甚至引起酮症酸中毒或高渗性昏迷。老年人大脑渴感中枢对失水不敏感，口渴反应不强烈，血糖很高却没有要喝水的表现，容易进展至非酮症高渗状态，甚至引起脑梗死、颅内出血，危及生命安全。

因此，一般情况下不应该限制糖尿病患者的饮水量。老年糖尿病患者应该养成定时喝水的习惯。如发生酮症酸中毒时更应大量引水，轻度糖尿病酮症酸中毒患者院前急救就可以大量饮水。值得注意的是，当合并有严重的肾功能障碍以及尿少、水肿时，要根据肾功能情况，适当地控制饮水量。

❓ 49. 糖尿病患者控制饮食后经常饥饿怎么办

糖尿病患者需要根据身高、疾病状态、劳动状态等因素进行饮食管理，使饮食能够满足机体日常新陈代谢所需能量，但不产生过剩能量，避免其以脂肪形式堆积。而糖尿病饮食管理中遇到的最大困难就是饥饿感。

饥饿感本身是糖尿病的一种症状，与胃排空和中枢神经系统对葡萄糖、脂类浓度的感受有关。胃排空的速度与进食的种类、速度有关。蛋白质及脂类食物排空较慢，碳水化合物排空较快；固体食物排空较慢，液体食物排空较快。饥饿感主观性很强，与遗传亦有一定关系，每个人的饥饿感阈值亦不相同。长期的饥饿感会使生活幸福感下降，生活质量降低。长期饥饿还会引起报复性进食，反而不利于血糖的平稳控制。

因此，如何应对饥饿，困扰着很多患者，以下几种方法可以参考：

（1）对于刚开始饮食管理的患者，由于饭量减少会有明显的饥饿感。此时应循序渐进，逐渐减少主食的摄入量，让机体能够慢慢地适应，以保证饮食控制能够持久地进行。

（2）按糖尿病患者饮食管理的推荐饮食搭配进餐，进食合理比例的混合餐，每餐都包括碳水化合物、蛋白质及油脂，均涉及谷薯类、蔬果类、肉蛋奶类及油脂类等常用食物，使胃排空较慢（4~5 小时），这样不易产生饥饿感。避免单一进食富含碳水化合物的谷薯类食物，这样胃排空时间仅为 2 小时，非常容易产生饥饿感。

（3）烹饪时，逐渐减少油、盐、调味料的用量，使口味变清淡，吃饭速度宜放慢，真正做到细嚼慢咽，这样也会降低食欲。

（4）在不增加总热量的前提下，可以在两餐之间适当吃少量低糖、高纤维食品，如西红柿、黄瓜等。

50. 糖尿病患者能吃水果吗

水果是平衡膳食的重要组成部分，其营养成分和价值与蔬菜相似，是人体维生素、类胡萝卜素和矿物质的重要来源之一。水果对维持人体各种生理功能起着重要的作用，具有较高的营养价值和保健功能。

　　糖尿病患者在血糖控制平稳时可以食用水果。血糖控制平稳是指空腹血糖在 7.0mmol/L 以下，餐后 2 小时血糖在 10.0mmol/L 以下，糖化血红蛋白控制在 7.0% 以下，没有过高或过低血糖出现。如果血糖尚未达标，可暂时用黄瓜、西红柿等代替水果。

　　饭后不要立即吃水果。吃水果的时间为两次正餐中间或睡前 1 小时，这样可以避免一次性摄入过多的碳水化合物。每天可食用 200g 左右的水果（可提供约 90kcal 的热量），同时应减少半两（25g）的主食，以使每日摄入的总热量保持不变。

　　挑选水果时，应选择含糖量相对较低及血糖升高速度较慢的水果。一般而言，鸭梨、西瓜、枇杷、猕猴桃、草莓、李子、柠檬等含糖量较低，对糖尿病患者较为合适；而香蕉、荔枝、山楂、杧果、甜瓜、橘子、桃、杏等含糖量稍高，糖尿病患者须谨慎食用；干枣、红枣、蜜枣、柿饼、果脯、葡萄干等含糖量很高，糖尿病患者不宜食用。另外，水果的含糖量受到品种、产地、成熟度等多方面因素影响，故建议在吃水果前和吃水果后 2 小时检测血糖情况，根据进食水果后血糖的反应水平调整进食水果的量和品种。

❓ 51. 糖尿病患者能喝蜂蜜水吗

　　蜂蜜是一种营养丰富、药食同源的天然食品，对贫血、肠胃病、心脏病、便秘等都有辅助医疗作用。宋代词人苏辙《次韵王适元日并示曹焕二首》中写道"井底屠酥浸旧方，床头冬酿压琼浆"，意思是："酒窖里按照传统方式炮制的屠苏酒，再加上点蜂蜜，滋味超过了神仙喝的美酒。"词中的冬酿就特指蜂蜜。传统中医认为，蜂蜜可以清热、补中、解毒、润燥、止痛。

蜂蜜种类繁多，成分复杂，受蜜蜂的品种、气候、土壤性质、植被及养蜂技术等诸多因素影响。但蜂蜜中的主要成分大体相同，如糖分、水分、酸类、酶类、矿物质、维生素等。其中，糖类为蜂蜜的主要成分，占 70%~80%，主要为葡萄糖、果糖，其次还含有蔗糖、麦芽糖等。一般来说，蜂蜜生成的结晶主要为葡萄糖，不产生结晶的部分主要为果糖。

蜂蜜中所含有的果糖与葡萄糖都是单糖，极易被人体吸收。尽管果糖升糖指数（GI，GlycemicIndex）低，即食用果糖后血糖升高的程度要远低于食用葡萄糖或蔗糖，但果糖进入身体内是需要转化为葡萄糖或糖原才能被利用的，最终仍会使血糖升高。果糖和葡萄糖一样能转化合成甘油三酯，过分摄入也会导致肥胖和高脂血症。

所以，由于蜂蜜含有较高的糖分，故不推荐糖尿病患者日常食用。血糖控制平稳达标的患者如需食用蜂蜜，应控制食用量，同时减少其他淀粉类食品（如米饭、面条等主食）的摄入。

 ## 52. 糖尿病患者能吃坚果类食品吗

坚果，闭果的一个分类，果皮坚硬，内含 1 粒种子，如板栗、榛子、松子、葵花子等。坚果是植物的精华部分，一般都营养丰富，富含蛋白质、油脂、碳水化合物、矿物质、维生素及膳食纤维等。坚果中脂肪含量多数在 40% 以上，而核桃中的含量高达 60% 以上，所含的脂肪绝大部分属于多不饱和脂肪酸，包括亚麻酸、亚油酸等人体必需的脂肪酸，而多不饱和脂肪酸有降低血清总胆固醇、低密度脂蛋白 – 胆固醇及甘油三酯水平和提高高密度脂蛋白 – 胆固醇水平的作用，有利于防治高脂血症和冠心病。此外，坚果类食品中还含有丰富的维生素 E、无机盐和微量元素，而维生素 E 具有抗氧化、抗自由基的作用。目前研究显示，坚果对人体健康的作用主要体现在降低妇女发生 2 型糖尿病的危险、降低心脏性猝死率、清除自由基、补脑益智及提高视力等方面。

坚果主要富含油脂，产热量很高，在常见食物中被分在油脂类。1g 油脂产生 9kcal 热量，为蛋白质和碳水化合物产热能力的 2.25 倍。每 100g 松子产热 619kcal，相当于 1 斤 1 两（550g）米饭；每 100g 葵花子产生热量 616kcal，相当于 1 斤 1 两（550g）米饭；每 100g 开心果产生热量 552kcal，相当于 9.5 两（475g）米饭；每 100g 榛子产热 594kcal，相当于 1 斤（500g）米饭。因此，在进食坚果时应注意少量食用，推荐每日进食不超过 30g，并相应减少其他油脂或碳水化合物的摄入，还应注意在血糖稳定时食用坚果。

53. 糖尿病患者能吃土豆、红薯、山药等食物吗

糖尿病饮食要求合理控制总热量，平衡膳食，每日摄入的碳水化合物提供的能量应占每日总热量的 50%~60%。主食是碳水化合物的主要来源，一般指以淀粉为主要成分的稻米、小麦、玉米、小米等谷物。糖尿病患者每日主食量与自己的体型、活动量等因素有关。一种简易略估法是：轻体力劳动者主食为 5~6 两 /d（250~300g/d），中体力劳动者 6~9 两 /d（300~450g/d），重体力劳动者每天 8 两（400g）以上。

土豆、红薯、山药、莲藕等是中国人餐桌上常见的根茎类蔬菜，富含丰富的淀粉类物质，碳水化合物含量较一般的蔬菜高很多，仅次于米饭、面食等主食（见表 3），故此类食物也常常被视作主食。2015 年，

中国启动了马铃薯主粮化战略，推进把马铃薯加工成馒头、面条、米粉等主食的战略，马铃薯成为稻米、小麦、玉米外的又一主粮。

所以，糖尿病患者在食用土豆、红薯等淀粉含量高的食物时，不可将其作为蔬菜，应将其视作主食，建议每次吃拳头大小，并从主食中去掉相应的量。

表3　食物营养信息（每100g可食用部分）

种类	碳水化合物（g）	热量（kcal）
米饭（蒸）	25.6	116
面条（煮）	24.2	110
玉米（鲜）	19.9	112
土豆（蒸）	15.3	69
土豆粉（鲜）	31.5	129
红薯	23.1	102
白薯	24.2	106
山药	11.6	57
莲藕（凉拌）	15.7	95
南瓜（蒸）	5.3	22
豆角	4.6	34
茄子（长）	3.5	23
苦瓜	3.5	22
菠菜	2.8	28
莴笋	2.2	15
海带	2.1	16
冬瓜	1.9	12
香菇（鲜）	1.9	26
小白菜	1.6	17

注：1kcal = 1000cal = 4186J = 4.186kJ
　　1斤 = 10两 = 500g

54. 为什么糖尿病患者尽量不要喝粥或稀饭

　　粥和稀饭，都是以中国为主的东方人特有的食物，稀稠不一。粥也称糜，是一种把粮食熬煮成稠糊的食物；而稀饭是一种比粥稍稀的食物。不过很多人因稀饭和粥的材料、形态相似，而把它们混为一谈。由于它们都容易消化、健脾胃，在国人心中具有"食用"和"药用"的双重价值，故深受大众青睐。但对于糖尿病患者来说，粥或稀饭升糖指数高，容易引起血糖的"大起大落"，所以建议糖尿病患者少吃或尽量不吃。

　　升糖指数是指在标准定量下（一般为 50g）食用某种食物中碳水化合物和标准物质（一般为葡萄糖）引起血糖上升所产生的血糖时间曲线下面积的比值，它反映的是这个食物与葡萄糖相比升高血糖的速度和能力。升糖指数越高，对血糖的影响程度就越大。糖尿病患者应当尽量选用升糖指数低的食物，同一种食材烹饪方法不同，其升糖指数亦不相同。

　　粥和稀饭的主料一般为大米、小米、玉米或黑米等谷类食物，富含淀粉。淀粉是葡萄糖的高聚体，水解到二糖阶段为麦芽糖，而完全水解后为葡萄糖。在熬煮的过程中，许多淀粉高分子多聚糖逐渐裂解成分子量小的多聚糖，成为糊精或麦芽糖，进入消化道后与消化液广泛接触，非常容易裂解成葡萄糖而被人体迅速吸收，使血糖迅速上升；迅速吸收的葡萄糖，易导致下一餐前发生低血糖。另外，稀饭在胃中排空很快，容易使人产生饥饿感，刺激患者进食，不利于糖尿病患者饮食的控制。

　　因此，液态及半固态的主食类食品（如稀饭、粥、米汤、面糊、米粉等）糖尿病患者都应该尽量少吃或者不吃，避免血糖发生较大波动。

55.吃南瓜可以治疗糖尿病吗

"南瓜降糖"系谬传，目前尚无充足的科学依据显示糖尿病患者吃南瓜后血糖会降低；该说法也没有得到内分泌、营养学专家的认可。

南瓜具有很高的营养价值。南瓜含有丰富的胡萝卜素和维生素 C，可以防治夜盲症、护肝、使皮肤变得细嫩。黄色果蔬还富含两种维生素，即维生素 A 和 D，维生素 A 能保护胃肠黏膜，防止胃炎、胃溃疡等疾患发生；维生素 D 有促进钙、磷两种矿物质吸收的作用，进而有壮骨强筋之功效，对于儿童佝偻病、青少年近视、中老年骨质疏松症等常见病有一定预防效果。南瓜中的果胶可以让人免受粗糙食品的刺激，保护胃肠道黏膜。另外，南瓜还可以消除致癌物质（如亚硝酸）的致突变作用，从而可以预防肿瘤的发生。南瓜中还含有钴，食用后有补血作用。南瓜中含有丰富的锌，参与人体内核酸、蛋白质的合成，为人体生长发育的重要物质。据《本草纲目》注，南瓜性温，入脾、胃经，具有补中益气、消炎止痛、化痰排脓、解毒杀虫、生肝气、益肝血的功效。

作为食物，南瓜在常见的食物中属于蔬果类，其主要提供纤维素、维生素和矿物质。根据南瓜的品种与成熟度的不同，其热量与碳水化合物含量也略有差异。一般来说，100g 南瓜的热量为 23~37kcal，碳水化合物约 2~5g，可以作为糖尿病患者日常饮食的食材，但若一次食用过多，也会导致血糖升高。

所以，直接食用南瓜，不会降低血糖，更无法治疗糖尿病。但是作为常规饮食的食材，糖尿病患者可以适量食用。

56. 得了糖尿病能不能喝茶呢

"人谓百花好，我称茶独王。一杯清肺腑，入梦亦留香。"一首咏茶诗道出了多少国人的心声。喝茶是中国人的一大传统，既能解渴又有清热、利尿、消暑、解毒的功效。但是得了糖尿病能不能喝茶呢？当然可以。

红茶、绿茶、花茶、乌龙茶、普洱茶、黑茶等各种茶叶饮料对血糖基本没有影响，喜欢喝茶的糖尿病患者可以继续保留这一爱好，不过，最好还是能够根据自己的体质和季节不同选择更适合的茶饮。比如，体型肥胖的糖尿病患者，多为体虚痰湿体质，最好不要饮用像苦丁茶这类比较苦寒的茶叶，以免寒凉伤胃。再如，春季宜开郁，可饮玫瑰花、茉莉花等花茶疏肝解郁；冬季宜暖胃，饮用性偏温的红茶更佳；秋季，可以喝薄荷绿茶、枸杞菊花茶、苦瓜茶等疏风清热。不过，茶饮虽好，喝得太多、太浓都是不利于健康的，而且为了保证睡眠质量，最好也不要在晚上饮茶。

57. 糖尿病患者怎样吃葡萄才对

研究表明：葡萄皮和葡萄籽中含抗氧化物质白藜芦醇，对心脑血管病有积极的预防和治疗作用，能比阿司匹林更好地阻止血栓形成，并且能降低人体血清胆固醇水平，降低血小板的凝聚力。同时，葡萄中含的类黄酮是一种强力抗氧化剂，可清除体内自由基，有抗癌的功效。葡萄中含有多种维生素和矿物质，如钾元素含量较丰富，大约100g葡萄中含有124mg钾，多吃富含钾的食物对于控制血压有帮助。另外，葡萄中的有机酸（比如酒石酸、草酸、柠檬酸、苹果酸等）能增进食欲。

糖尿病患者到底能不能吃葡萄呢？这要看葡萄的含糖量。一般葡萄含糖量为10.3%，目前市面上的巨峰葡萄含糖量为12%，红提13.1%，马奶子葡萄只有9.1%，相比冬枣（含糖量27.8%）、榴莲（含糖量28.3%）、香蕉（含糖量20.8%）这些高糖水果来说，葡萄的含糖量是相对较低的。

糖尿病患者可以吃葡萄，但是吃葡萄要注意以下几点：

（1）葡萄等水果只作为加餐食用　患者可以根据自己的运动时间、经常容易出现饥饿感的时机来安排吃水果的时间，一般建议在两餐之间或睡觉前吃少量水果。

（2）糖尿病患者吃葡萄必须限量　我们每天的水果摄入量是200g（要相应地减去主食量），建议选择略带酸味的葡萄。糖尿病患者一般每天只能吃半串葡萄，差不多就是一只手能捧下的量。也可以数着吃葡萄，个头小点的葡萄每次不超过35颗，个头大一点的葡萄一般就只能吃15颗，算下来就相当于1个食物交换份，即90kcal的能量，但记住全天要少吃半两（25g）主食。

（3）糖尿病患者吃葡萄等水果之前要清楚自己血糖控制的情况　只有血糖控制较理想、病情稳定的患者才能吃。此外，吃水果之后也应该注意加测血糖，如果餐后2小时血糖超过10mmol/L，下次再吃同样的水果时就应该注意减少吃水果的量，并注意吃水果后加强运动。如果吃了某种水果后血糖变化较大，那么建议最好不要再吃这种水果了。

 58. 糖尿病患者吃月饼有哪些注意事项

每年中秋过后都会出现不少血糖骤然升高的糖尿病患者，大都是因为"节日管不住嘴巴"。对血糖一向控制比较好的患者来说，适当吃点月饼是可以的，但要注意以下几点：

（1）要注意月饼种类的选择　大部分的月饼都是高糖分、高油脂、高热量的，所以说，糖尿病患者选择月饼的时候，一定要看清配料，选择一些配料简单、糖分含量和油脂含量都比较低的月饼，这样对糖尿病患者的健康危害会少很多。

（2）糖尿病患者不能晚上吃月饼，并要注意食用量　人体胃肠对食物的消化时间是 2~2.5 小时，如果晚上 9 点之前你所食用的食物还没有完全消化的话，就会残留在身体里面，增加身体的负担，造成脂肪堆积等症状。月饼本身就是很难消化的食物，正常人在晚上食用月饼都是很难消化的，严重者还会危害自己的身体健康，更何况是糖尿病患者。对于糖尿病患者来说，每次应该吃 1 个月饼的 1/4 即可。

（3）糖尿病患者吃月饼要注意搭配均衡　糖尿病患者吃月饼的时候，应该减少主食的摄入，或在吃月饼之前，先吃一些清淡的蔬菜。如果月饼稍微吃多了，喝一些清茶可以很好地去除油脂，减少月饼对糖尿病患者健康的危害。

（4）遵循日常的生活规律　每逢佳节尽量不打乱日常生活的规律，遵循进餐时间和服糖尿病药物的时间。偶尔改动了进餐时间，应及时调整服用药物。进食不要过量，坚持运动。注射胰岛素的患者，如果吃得比平时多了，那就需要适量增加胰岛素剂量。

59. 糖尿病患者如何科学吃肉

肉类食品营养丰富、味美，富含蛋白质、脂肪、维生素及微量元素等，是人体很重要的营养来源之一。肉类食品中的蛋白质为优质蛋白质，几乎可以提供人体所需的全部种类的氨基酸，且数量多、比例恰当，对人体有重要的意义。人食用肉类食品时，可以刺激消化液分泌，有助于消化。由于肉类中的蛋白质在体内消化速率较慢，因此肉类能够提供较好的饱腹感。因此，适当吃肉食对糖尿病患者是有利的，也是糖尿病饮食中比较重要的一环。

人类最常食用的肉类食品为猪、牛、羊及鸡、鸭、鱼、虾等，不同的动物种类、年龄、肥瘦、身体的部位等使肉类的营养成分比例各异，热量差异亦很大。猪肉、牛肉、羊肉等烹饪前呈现红色的肉被称为红肉，而鸡、鸭、鱼、虾等烹饪前为白色的肉被称作白肉。一般来说，红肉肌肉纤维粗、脂肪含量较高；而白肉肌肉纤维细腻，脂肪含量低。从是否富含不饱和脂肪酸的角度看，鱼肉最优，鸡、鸭肉其次，然后才是猪、牛、羊肉。所以有"吃四条腿的（猪、牛、羊等畜类）不如吃两条腿的（鸡、鸭、鹅等禽类），吃两条腿的不如吃没有腿的（鱼类）"的说法，这是有一定道理的。

糖尿病患者根据进食的肉类不同，量也有所不同。如鱼、虾、蟹、贝类，每天可以吃2个掌心大小的量；鸡、鸭、鹅等禽类，每天可吃1个掌心大小的量；猪、牛、羊等畜类肉食，每天可吃2指的量（食指与中指并拢的长度和宽度）。偏胖或体力活动轻的患者应在此基础上适当减少进食量，而偏瘦或重体力劳动者，应适当增加进食量。

值得注意的是，肥肉及内脏中含有较多的饱和脂肪酸和胆固醇，由于其高脂肪、高热量，对糖尿病患者的血糖、血脂和体重不利，故不建议糖尿病患者，特别是合并有高血脂、冠心病等心脑血管疾病的患者食用肥肉、猪皮、猪蹄、鸡皮、鸡爪、猪脑、羊脑、鱼虾籽等肉食。

60. 糖尿病患者合理运动的原则是什么

"合理运动"是糖尿病患者自我管理的"五驾马车"之一。糖尿病患者适度运动可以改善血糖、血脂、血压水平，有助于减轻体重，有利于降低心血管疾病风险，增加胰岛素的敏感性，增进心理健康，使患者心情舒畅地控制好血糖。因此，合理运动是糖尿病治疗的重要环节。

合理运动要遵循三大原则：循序渐进、量力而行、持之以恒。应当先从小运动量开始，根据自身情况量力而行，坚持一段时间以后再逐步加大运动量，如从 10 分钟开始，逐步延长至 30 分钟。每周运动 3~5 次较为适宜，每次活动时间保持在 20~30 分钟，每周运动时间不低于 150 分钟，肥胖者可适当增加。做到长期坚持，才能达到改善身体状况、控制血糖的目的。

需要注意的是，以下糖尿病患者在病情得到控制和改善之前，不适宜采用运动治疗：

（1）血糖控制不佳、血糖很高或血糖波动大的患者。

（2）合并急性并发症的患者，如糖尿病酮症或酮症酸中毒、糖尿病高渗性昏迷等。

（3）合并严重慢性并发症的患者，如心、肾功能衰竭，严重视网膜病变，下肢大血管病变，糖尿病足，自主神经功能紊乱等。

（4）其他情况：包括各种感染、心律失常、新近发生的血栓、重度高血压等。

61. 糖尿病患者应该做哪些运动，什么时间运动比较好

糖尿病患者可根据年龄、身体情况、爱好和环境条件等选择适合自己的运动方式，以有氧活动为主。如较年轻、身体情况较好的患者可选择中、高强度的运动，如跳绳、划船、游泳等；对于老年人或有心血管并发症等身体情况不良的患者可选择较低强度的运动，如健走、慢跑、爬山、骑自行车等。另外，还可以根据自身感觉来判断合适的强度，如感觉周身发热、微微出汗，但不是大汗淋漓、气喘吁吁，可以正常说话，经过短暂休息很快就能恢复则为合适，否则不是运动量不足就是运动量过大。

开始运动前一定要先做低强度热身运动 5~10 分钟，伸展在运动中会涉及的相关肌肉、关节，避免运动损伤，如转转头、扭扭腰、揉揉肩膀、活动四肢各关节。运动结束时也要注意，不要突然停止运动，要做 5~10 分钟整理运动，让心率逐渐降至静息水平后才可以休息。

需要注意的是，对于合并心血管疾病的糖尿病患者应选择以锻炼下肢为主的中、低强度有氧运动（散步、慢跑、骑自行车等），避免过度运动导致心脏供血不足；患增殖性视网膜病变的患者，应禁止从事无氧、摇撼、高冲击或闭气用力运动，不建议从事阻力运动（如举重、潜水等）或者容易引起血压上升的头部低于腰的动作，建议选取散步、快走、骑自行车等中、低强度的有氧运动；伴有肾脏并发症的糖尿病患者在运动时应严格控制血压在 130/80mmHg 以下，通过间歇的方式进行运动，如快走一段路就停一会，游泳时游一段距离就休息一会。

适宜的运动时间为进餐后 1 小时，此时血糖较高，参加运动不易发生低血糖并且有益于血糖控制。运动时间应该相对固定，运动量也应相对稳定，这样有利于血糖的控制，避免血糖明显波动。要注意的一点是：千万不可空腹运动，以免发生低血糖甚至晕厥。

糖尿病患者在运动时如果运动量过大过猛，或者饮食、药物治疗、身体状况等出现异常情况，则容易在运动中或运动后的一段时间（甚至延迟24小时后）出现低血糖，严重时会出现低血糖晕厥。所以，糖尿病患者们在运动前应做好充分准备工作，如血糖控制不稳定的患者应在运动前后进行血糖监测，运动时应随身携带糖果或含糖饮料，当出现低血糖症状时可以及时纠正；并且随身携带患者求助卡。

 62. 糖尿病患者外出旅游应注意哪些问题

糖尿病患者在病情稳定、无严重并发症、做好充分准备的情况下，可以外出旅行。旅行前要做好准备工作，如去医院确认病情控制情况，征求医生意见，准备好关于病情、用药的资料带在身边；准备好血糖仪、试纸及足量的药品，使用胰岛素的患者还需要准备好消毒用品及注射针头等；写好带有自己病情及联系人的急救卡，和糖果一起随身携带。

糖尿病患者外出旅行时要结伴而行，相互照应；尽量保持原来的作息时间，避免熬夜或过度劳累；合理安排饮食，避免暴饮暴食，尽量不吃自助餐，以避免不知不觉摄入过多食物；外出用餐通常菜品的用油量大，让服务员单独准备一个装热开水的小碗，吃菜前用水涮一涮，可以防止摄入过多脂肪；鞋袜要舒适，选用轻便松软的鞋和透气吸汗的棉袜，及时更换；每日检查双脚有无受伤或感染；有风险的活动要量力而行。

自驾游的患者应避免开夜车，不要因为路程长而忘记进餐，车内应备有食物或糖块，以备发生低血糖时服用。保持胰岛素的温度在25℃

以下，不能将胰岛素单独遗留在车内，避免因为温度过高或过低导致胰岛素变质失效。

乘坐飞机的患者，请随身携带胰岛素，确认温度适宜，不可托运。

 ## 63. 哪些不良的生活习惯与糖尿病有关

糖尿病是一种由遗传因素和环境因素共同作用的慢性代谢性疾病，其发病与生活方式密切相关。随着社会经济的发展，生活方式的改变，糖尿病患者人数不断增加。与糖尿病发病有关的生活方式如下：

（1）饮食习惯不佳　研究发现，导致 2 型糖尿病的发生率增加的饮食结构有：低纤维和高饱和脂肪、反式脂肪酸、精制碳水化合物、高钠、红肉、含糖饮料等，比如快餐食品、零食、油煎油炸食物等；进食速度过快也会导致摄入过多食物而引起肥胖，进而增加糖尿病发病的可能性；暴饮暴食会增加胰岛细胞的负担，导致胰岛细胞受损；另外，不吃早饭、不吃主食、偏食、晚餐太丰盛等习惯都会增加糖尿病的发病率。

（2）运动不足　缺乏运动会降低机体对胰岛素的敏感性，也会引起肥胖，增加糖尿病发病的可能。

（3）熬夜或睡眠不足　睡眠不足时，下丘脑 - 垂体 - 肾上腺轴被激活，交感神经过度兴奋，瘦素分泌减少，从而导致肥胖和胰岛素抵抗，增加糖尿病的发病率。

（4）吸烟　吸烟与很多疾病的发生发展都有关系，如高血压、动脉粥样硬化、心血管疾病、肺部疾病等。尼古丁被认为是烟草中主要的化学活性成分，是吸烟与糖尿病发生发展的主要原因。

（5）情绪与压力　现如今，人们常常面临工作、生活、情感等多重压力，研究表明，长期负面情绪与精神压力会导致糖尿病的发病率增加。

 ## 64. 睡眠不好也得糖尿病吗

谈到糖尿病，我们想到的往往是饮食、运动以及遗传等相关因素，很少会想到糖尿病与睡眠也有关系。美国科学家的一项研究显示，与每天睡 7~8 小时的人相比，睡眠时间不足 5 小时的人患糖尿病的风险要高 2.5 倍，长期睡眠质量不佳的人更容易得 2 型糖尿病；另外，糖尿病患者也更加容易出现睡眠障碍。

（1）睡眠差或致糖尿病危险增加 6 倍　一项研究发现，持续夜间辗转难眠的人罹患糖尿病和心脏病的危险会增加 6 倍。仅仅 3 天睡眠紊乱就可能会发生糖尿病症状。据了解，这项涉及近 2 万名参试者的新研究发现，错误蛋白 MT2 可能干扰 24 小时昼夜节律与胰岛素释放的关联性，导致血糖控制失常，最终发生 2 型糖尿病。另外，美国一项研究结果也显示，连续 3 天睡眠质量不高致使体内胰岛素代谢葡萄糖的能力下降 25%，即机体调节血糖的能力降低 25%。

（2）常熬夜，血糖波动大　睡懒觉、入睡时间不科学等都属于不良睡眠习惯，对于糖尿病患者来说，都会使血糖波动加大，很可能影响病情。这是因为，凌晨 4 时到上午 9 时是血糖最容易升高的时段。如果早晨没有按时起床，没有按时服药吃饭，整个白天的血糖规律就会被彻底打乱，会引起血糖明显升高，增加肾脏的负担，导致血糖波动，增加对血管的伤害，也加重了病情。另外，经常熬夜容易导致肥胖，而流行病学证据显示，肥胖程度越严重，糖尿病的发病概率就越高。因此，有肥胖家族史或有糖尿病家族史等的糖尿病高危人群，更要改变熬夜和睡懒觉的习惯，规律作息，以降低患糖尿病的危险。

（3）作息规律，稳住血糖　近年研究发现，高血糖或血糖波动大会引起氧化应激的发生，导致慢性并发症发生及发展。既然高血糖及血糖波动过大的危害这么大，如何使血糖平稳及减少波动呢？答案便是规律饮食且最好不要错过一顿饭。因为人饥饿时血糖会急剧下降，但饥饿过后再进食，体内突然摄入大量葡萄糖，迫使胰腺释放更多的胰岛素，造成恶性循环。

（4）养成早睡早起的好习惯　保证 8 小时的充足睡眠，最好每天晚上 10 点前入睡，对于稳定血糖有一定的好处。

65. 糖尿病患者应该如何监测血糖

糖尿病治疗的远期目标是通过良好的代谢控制达到预防和 / 或延缓糖尿病慢性并发症的发生和发展，维持良好的健康水平和学习、劳动能力，保障儿童生长发育，提高患者的生活质量、降低病死率、延长寿命。因此，控制好血糖成为治疗糖尿病的基本环节，监测血糖方能了解血糖控制情况，为调整和优化降糖方案提供依据，同时保证糖尿病治疗的安全性。

建议患者应用便携式血糖仪进行自我血糖监测，规律的血糖监测可以通过及时调整降糖方案，从而降低糖化血红蛋白。

糖尿病患者应该如何监测血糖呢？

（1）对于胰岛素强化的患者，需要测定餐前、餐后、体育锻炼前及睡前血糖，每日监测 6~10 次或更多。在从事危险性较高的工作（如驾驶）前亦应常规监测血糖。如果发生了低血糖，在其纠正后的数小时内应当严密地监测血糖。提高每日血糖监测频率可以降低糖化血红蛋白。

（2）对于应用口服降糖药物或仅应用基础胰岛素降糖的患者，与胰岛素强化治疗的患者类似，血糖监测的频率越高越有利于糖化血红蛋白的良好控制，但考虑到血糖监测的费用，所以并不一定像胰岛素强化患者那样过于频繁地监测血糖。

血糖监测时还应当注意以下几个问题：

（1）血糖仪的正确使用　　在购买血糖仪后详细阅读使用说明书，并向销售人员学习血糖仪的正确使用方法，保证操作过程正确，以免由于操作不当引起检测误差。

（2）血糖仪的正确维护及校对　　按产品说明要求，按时进行校对及维护，以免由于仪器自身问题引起血糖检测误差，从而误导降糖方案的调整。

（3）根据血糖监测结果及时调整饮食、运动及药物治疗方案　　血糖监测是为了指导降糖方案的调整，进而良好地控制血糖。因此，只有根据血糖监测结果及时调整方案，才能达到血糖监测的目的。

规律、合理地监测血糖是每一个糖尿病患者的必修课。通过监测血糖了解血糖控制情况，及时调整降糖方案，进而帮助患者控制糖尿病，延缓和预防并发症的出现。

 66. 2 型糖尿病患者为什么需要化验血脂

2 型糖尿病患者最主要的致死、致残因素是糖尿病的大血管并发症——动脉粥样硬化，而且糖尿病的大血管并发症也是 2 型糖尿病患者主要医疗花费所在。致动脉粥样硬化的原因不仅仅只有血糖紊乱，还包括肥胖、高血压、血脂异常、高尿酸血症等因素，它们常与血糖紊乱共存，具有共同的发病基础，协同发挥致动脉粥样硬化的作用，所以肥胖、高血压、糖尿病、血脂异常、高尿酸血症共同称为代谢综合征。动脉粥样硬化是冠心病、脑卒中的疾病基础，也就是说，出现了动脉粥样硬化，冠心病、脑卒中的发生就具备了条件，至于什么时间出现症状就是早晚的事情了。

　　2型糖尿病患者如果要降低心脑血管事件发生的概率，降低致残率及致死率，就要延缓、预防动脉粥样硬化的出现。若要延缓和预防动脉粥样硬化的出现，就必须积极且全面地控制其危险因素。2型糖尿病患者以血糖紊乱为先症，很可能同时合并了肥胖、高血压、血脂异常或高尿酸血症等疾病。血糖紊乱仅是我们看到的"冰山一角"，作为医生需要全面了解每一个患者的致动脉粥样硬化的危险因素，从而做到全面阻断动脉粥样硬化的危险因素，最终方能通过延缓、预防动脉粥样硬化的出现来降低心脑血管事件的发生概率。这也是医生在给糖尿病患者看诊时建议化验血脂的原因。

67. 糖尿病患者为什么要经常量血压

　　高血压与糖尿病密切相关。首先，高血压是动脉粥样硬化的危险因素之一，它常与2型糖尿病及其他代谢综合征共存，共同参与动脉粥样硬化的发生及发展进程，从而增加心脑血管事件发生的概率；其次，高血压也参与微血管病变的进程，此进程与血糖紊乱协同，加重、加速微血管病变；再次，对于1型糖尿病患者来说，高血压又是糖尿病肾病进展至终末期的表现之一。

基于以上原因，糖尿病患者需要经常测量血压。首先，对于2型糖尿病患者来说，及时发现与血糖紊乱共存的致动脉粥样硬化危险因素，积极干预，可以达到延缓动脉粥样硬化出现、降低心脑血管事件发生率的目的；其次，及时发现血压异常，积极控制血压，可以延缓微血管并发症的出现；最后，经常测量血压，及时发现异常升高的血压，有助于终末期糖尿病肾病的发现。

医生会为每一位就诊的糖尿病患者测量血压，以便及时了解患者的血压情况。对于糖尿病患者来说，也应当学会血压的自我监测。在医院就诊时，主动要求测量血压，但因为在医院测量血压具有"白大衣效应"，可能会造成血压偏高而出现偏差，因此，患者在家日常监测血压就显得尤为必要。有研究表明，居家日常所测血压，而不是诊室所测血压，与动脉粥样硬化的发生具有良好的相关性。

测量血压时应注意采取坐位，双脚平放于地面，手臂放置于心脏高度，休息5分钟后再进行测量。袖带松紧需与臂围相适应，以可放进两指为宜。

对于糖尿病患者来说，经常测量血压是监测病情的必要功课。每一名患者均应学会测量血压的方法，并做到勤测血压。

❓ 68. 糖尿病合并高血压应如何治疗

高血压是糖尿病患者最常见的并发症，当糖尿病患者合并高血压时应当如何治疗呢？

最基础的措施仍然是生活方式干预。美国科学家研究证实，对于血压轻度升高的患者，单纯生活方式干预对高血压的治疗效果与单纯药物治疗高血压的效果相当。所以，生活方式干预对高血压的治疗意义与其对糖尿病的治疗意义相当。通过生活方式干预不仅可以控制血压，还可以兼顾控制血糖、血脂。生活方式干预包含：超重患者减轻体重、限制钠盐摄入（2300mg/d）、增加蔬菜水果的摄入、低脂肪摄入、限制饮酒及增加活动量等。

对于中、重度血压升高的患者或者单纯生活方式干预仍不能良好控制血压的患者，就需要在生活方式干预的基础上联合药物治疗。目前，可选用的降压药物有血管紧张素转换酶抑制剂（ACEI）、血管紧张素受体拮抗剂（angiotensinreceptorblockers，ARBs）、利尿剂及钙离子拮抗剂，它们均有改善心血管预后的作用。对于有蛋白尿的糖尿病患者，ACEI 类药物或者 ARB 类药物作为一线用药均有其独特的优点，它们可降低冠心病发生率、降低尿蛋白、延缓糖尿病肾病进展至终末期肾病。对于无蛋白尿的糖尿病患者，利尿剂及钙离子通道拮抗剂与 ACEI 类药物、ARB 类药物在改善心血管预后方面作用相当，因此，对于这类患者，也可以将利尿剂、钙离子拮抗剂作为一线药物应用或与 ACEI 类药物、ARB 类药物联用。因担心 ACEI 与 ARB 类药物联用对肾脏有副作用，目前不推荐此两种药物联用。

在药物联用时还需要注意药物的副作用及经济费用。当因降压效果不理想而需要 3 种以上降压药物联用时，一般推荐其中一种必须为利尿剂。

 ## 69. 糖尿病患者心血管疾病有什么特点

糖尿病心血管病是糖尿病大血管并发症、微血管并发症及自主神经病变在循环系统的表现。糖尿病心血管病包括 3 方面：①大血管病变主要位于心脏表面的冠状动脉，因其出现动脉粥样硬化而发生狭窄、堵塞，从而出现心绞痛、心梗等急性缺血表现；②微血管病变主要指心肌内微小血管病变，即糖尿病性心肌病，表现为心肌非均匀性肥厚、心力衰竭；③糖尿病性自主神经病变在循环系统的表现多为静息时心动过速、直立性低血压及严重的、致死性的心律失常。

糖尿病患者的心血管病有其自身特点：

（1）相较于非糖尿病患者，其起病更早，发病率及病死率更高，病情更重，但临床症状可能并不典型。

（2）50% 的初诊 2 型糖尿病患者在诊断糖尿病时已存在冠状动脉病变。

（3）男性糖尿病患者的心脑血管患病率是非糖尿病患者的 2.5 倍，女性糖尿病患者则高达 3.5~4.5 倍。

（4）糖尿病患者罹患冠心病时，梗死面积较大，穿壁梗死多。因其同时可能合并有心肌病变及自主神经病变，致命因素多，所以 2 型糖尿病患者罹患心梗时，病情更严重，预后更差。

（5）2 型糖尿病患者多存在心脏自主神经病变，当心肌缺血发生时，疼痛症状不明显，出现无痛性心绞痛或心肌梗死。因无"疼痛"这一明显的预警信号，常导致患者丧失了最佳的治疗和抢救时机，致使病情进展到无法逆转的阶段方才被发现，其死亡率明显增高。

心肌梗死是 2 型糖尿病的首要致死病因。只有我们认识到糖尿病性心血管病的特点，控制代谢紊乱，积极预防，方能提高 2 型糖尿病患者的生存率及生活质量。

70. 糖尿病患者动脉粥样硬化的特点是什么

动脉粥样硬化是糖尿病大血管病变的病理基础。在2型糖尿病患者中，它是最常见的并发症之一，是心脑血管疾病发生的必要条件。在糖尿病患者中，动脉粥样硬化具有以下特点：

（1）动脉粥样硬化严重而弥漫　糖尿病患者大动脉粥样硬化累及全身大多数动脉，较为常见的部位有冠状动脉、颈动脉、颅脑动脉、肾动脉及下肢动脉，除会引起常见的心脑血管疾病外，还常累及下肢动脉，造成糖尿病性外周血管病。在糖尿病患者中，62%的足部难治性溃疡和46%的截肢与动脉缺血有关；糖尿病患者动脉粥样硬化常累及同一动脉的多个部位，如果造成管腔狭窄，动脉造影时会呈现"串珠样"改变。

（2）溃疡和血栓形成增多　糖尿病患者动脉硬化斑块溃疡和血栓形成较非糖尿病患者显著增多，研究表明，糖尿病患者动脉粥样硬化斑块中脂质含量增多、PAI-1抗原增加、尿激酶纤溶酶原激活物水平下降、巨噬细胞增多。糖尿病患者这些斑块成分的变化导致动脉粥样硬化斑块不稳定、易破裂，局部易形成血栓。

（3）钙化增多　糖尿病患者动脉粥样硬化斑块中钙化较非糖尿病患者增多，动脉的僵硬度增加，导致血管顺应性下降。

71. 糖尿病心脑血管并发症有哪些临床表现

糖尿病心脑血管病是糖尿病大血管病变——动脉粥样硬化及微血管病变的终点事件。动脉粥样硬化常因斑块破裂、血栓形成而造成血流受阻或中断，从而出现心肌缺血或脑缺血相关症状；微血管病变常因其弥漫性病变而出现所供血区域的功能障碍；因为微血管病变常与神经病变相关联，所以还会表现为心血管自主神经功能异常等表现。糖尿病心脑血管并发症常见的临床表现有以下几大类：

（1）心肌缺血的临床表现　糖尿病患者最常见的心肌缺血表现是无痛性心绞痛或无痛性心梗，患者可无任何不适，仅在心电图检查时发现心绞痛发作或陈旧性心肌梗死，因为无疼痛这一预警信号出现，所以此类患者疾病风险更大。部分糖尿病患者出现急性冠脉事件时，仅表现为非特异性不适，比如头昏、烦躁等。尚有患者表现较为典型，出现胸前区压榨样疼痛，向左肩背部放射，心绞痛时为阵发性，可自行缓解，心梗发生时则为持续性。还有患者表现为其他部位不适，如牙痛、腹痛、上腹饱胀感。最为凶险的患者，则会因大面积心梗致血流动力学异常和（或）因出现致命性心律失常，而直接出现意识丧失、心源性猝死。

（2）脑缺血的临床表现　根据病变性质、病变位置、病变范围不同可有不同的临床表现。短暂性脑缺血发作为一过性脑供血不足，一般症状在 5 分钟内达到高峰，一次发作一般持续 5~20 分钟，最长不超过24 小时。而脑梗死发生时，多数经数小时甚至 1~2 天达高峰。梗死面积小、梗死位置不关键，可不出现相关症状；梗死面积大或位置关键，可出现相应症状，如偏身感觉障碍或活动障碍、流涎、呛咳、偏盲、失语、排尿异常或情绪精神异常等。有些患者可能仅表现为非特异性的恶心、呕吐、头晕、头痛，而大面积脑梗死患者可能直接进入昏迷。

（3）糖尿病心肌病的临床表现　患者可出现原因不明的、难治性心力衰竭的相关症状，如活动耐力下降、活动后气短胸闷、下肢水肿、夜间阵发性呼吸困难、端坐呼吸等；早期心脏彩超可发现室间隔增厚，典型的超声表现为广泛性心肌收缩幅度下降。

（4）糖尿病自主神经病变的临床表现　患者可出现静息状态下心动过速，改变体位时头昏、黑矇，甚至意识丧失；心电图可见 QT 间期延长；部分患者可因出现致命性心律失常而发生心源性猝死。

（5）脑出血的临床表现　脑出血多由高血压合并动脉硬化引起；50 岁以上的高血压患者最多见；多在情绪紧张、兴奋、排便、用力时发病，气候变化剧烈时发病较多；发病突然，一般在数分钟至数小时达高峰，多表现为突然头痛、头晕、恶心、呕吐、偏瘫、失语、意识障碍、大小便失禁，发病时血压多增高。

72. 如何预防糖尿病心脑血管并发症

糖尿病心脑血管并发症是糖尿病大血管病变、微血管病变及神经病变的结果，因此，预防心脑血管疾病应从预防糖尿病大血管病变、微血管病变及神经病变入手，控制好并发症的始动因素——血糖，这是其关键。同时，2 型糖尿病患者的大血管病变——动脉粥样硬化是由包括 2 型糖尿病在内的多个危险因素导致的，所以，在控制血糖的基础上，尚需控制动脉粥样硬化的其他危险因素，方可达到延缓和预防动脉粥样硬化形成、降低心脑血管事件发生率的目的。

对于 2 型糖尿病患者来说，在控制好血糖的基础上，每年都要评价动脉粥样硬化的危险因素，包括肥胖、高血压、血脂异常、吸烟、早发冠心病家族史及微量蛋白尿。当发现危险因素时，要积极进行干预，比如，积极调整生活方式（低盐低脂饮食、适当运动）、减轻体重、戒烟等，必要的时候积极开始药物治疗，合理应用降压、调脂、抗血小板药物。

对于已经存在动脉粥样硬化或已经发生过心脑血管事件的糖尿病患

者，预防心脑血管事件发生及再发显得尤为重要。其预防的途径与前文提到的途径相同，但更为强调他汀类药物及抗血小板药物的应用。

"上医治未病，中医治欲病，下医治已病。"智慧之人必重防病，希望糖尿病患者能够重视并发症尤其是糖尿病大血管并发症的预防。

73. 糖尿病患者脑血管病有什么特点

糖尿病是脑血管病的独立危险因素。糖尿病患者脑血管病发生率较非糖尿病患者明显增高，女性尤其明显。在45~74岁糖尿病患者中，男性脑梗死发生率增高2.5倍，女性增高3.7倍。且各年龄段糖尿病患者中，缺血性脑卒中的发生率均高于非糖尿病患者。

糖尿病脑血管病以脑动脉粥样硬化所致缺血性脑病最为常见，如短暂性脑缺血发作、腔隙性脑梗死、多发性脑梗死和脑血栓形成等。腔隙性脑梗死多见于脑内深穿支的供血区，如壳核、内囊、丘脑及脑桥基地等，脑血栓形成则多发于大脑中动脉。

相较于缺血性脑血管病，糖尿病患者脑出血的概率较低。但因为2型糖尿病患者高血压患病率甚高，所以出血性脑病在2型糖尿病患者中亦较为常见。

74. 2型糖尿病患者血糖、血压、血脂控制的目标是什么

为了达到降低病死率、延长寿命的远期目标，2型糖尿病患者要积极地控制动脉粥样硬化的各项危险因素，全面地控制血糖、血压及血脂

在合理范围内。其具体目标因患者基础状况不同各有差别。因此，2型糖尿病患者血糖、血压、血脂的控制目标是具有个体性。下面，我们介绍以下3项指标的一般控制目标。

（1）血糖及糖化血红蛋白控制目标　　根据美国ADA及中国糖尿病防治指南，糖尿病患者的血糖控制目标为：

糖化血红蛋白＜7.0%（＜53mmol/mol）

餐前末梢血糖80~130mg/dL（4.4~7.2mmol/L）

餐后血糖峰值180mg/dL（10.0mmol/L）

需要注意的是，根据患者的病程、年龄、预期寿命、合并疾病情况、已知的大血管和微血管并发症情况、低血糖发生情况和患者个人意愿，以上控制目标应略有调整，做到个体化。以糖化血红蛋白为例，对于一般身体状况良好、几乎无低血糖发作、年龄较轻的糖尿病患者，糖化血红蛋白可以控制在6.5%以下；而对于一般身体状况较差、反复低血糖发作、预期寿命较短的患者，糖化血红蛋白控制目标可放宽到8%以下。

（2）血压控制目标　　高血压与动脉粥样硬化密切相关，而且高血压与糖尿病常共同存在，所以，对于糖尿病合并高血压患者，控制血压是达到远期治疗目标的必要功课。美国ADA推荐的血压控制目标是收缩压＜140mmHg，舒张压＜90mmHg。同血糖控制目标一样，血压控制目标也要做到个体化。比如，对于一般身体状况良好、预期寿命长的糖尿病患者，在未明显增加医疗费用的前提下，收缩压控制在130mmHg以下，舒张压控制在90mmHg以下，可能会获益更多。

（3）血脂控制目标　　血脂谱包括总胆固醇、高密度脂蛋白胆固醇（HDL-C）、低密度脂蛋白胆固醇（LDL-C）、极低密度脂蛋白胆固醇（VLDL-C）及甘油三酯（TG），它们的异常均参与动脉粥样硬化的形成。

因此，2型糖尿病患者控制血脂应注意以下指标（见表4）。

血糖、血压、血脂异常是动脉粥样硬化的危险因素，心脑血管疾病又是动脉粥样硬化的结局。因此，2型糖尿病患者只有全面控制血糖、血压、血脂，方能延缓动脉粥样硬化进程，进而降低心脑血管疾病的发生概率。

表4　2型糖尿病患者综合控制目标参考表

检测指标	目标值
血糖*(mmol/L)– 空腹	4.4~7.0
非空腹	＜10.0
HbA1c(%)	＜7.0
血压（mmHg）	＜130/80
TC（mmol/L）	＜4.5
HDL-C（mmol/L）– 男性	＞1.0
HDL-C（mmol/L）– 女性	＞1.3
TG（mmol/L）	＜1.7
LDL-C（mmol/L）– 未合并冠心病	＜2.6
LDL-C（mmol/L）– 合并冠心病	＜1.8
体重指数（BMI, kg/m^2）	＜24.0
尿白蛋白/肌 比值（mg/mmol）– 男	＜2.5（22.0mg/g）
尿白蛋白/肌 比值（mg/mmol）– 女	＜3.5（31.0mg/g）
尿白蛋白排泄率	＜20 g/min(30.0mg/d)
主动有氧运动（min/周）	μ ≥150

75. 什么是糖尿病神经病变

糖尿病神经病变是糖尿病最常见的慢性并发症之一。病程在 15~20 年的糖尿病患者有临床症状的周围神经病变患病率在 30%~50%。其发病机制尚不清楚，可能与糖、脂代谢异常造成的微血管和大血管病变、神经细胞损伤及自身免疫因素有关。

糖尿病神经病变可累及中枢神经及周围神经，以后者最为常见。常见的糖尿病性神经病变有以下临床表现：

（1）中枢神经病变　糖尿病引起的中枢神经病变可为低血糖、严重的酮症酸中毒或高渗状态引起的神志改变，也可以是糖尿病大血管并发症引起的缺血性脑卒中的表现，还可能是神经细胞代谢异常加之大血管、微血管病变引起的脑老化加速及老年性痴呆。

（2）周围神经病变　最常见的类型为远端对称性多发性神经病变，典型的临床特点为手足远端对称性感觉异常，呈手套、袜套样分布，可表现为感觉过敏、疼痛，也可表现为感觉丧失。其次，尚可见到局灶性单神经病变，多累及动眼神经、正中神经及腘神经，表现为相关神经支配区域的感觉异常或活动异常；当病变同时累及多个单神经时，称为非对称性多发局灶性神经病变。糖尿病性肌萎缩亦是糖尿病性周围神经病变，因累及多神经根而出现股、髋、臀部疼痛，后出现骨盆近端肌群软弱、萎缩。

（3）自主神经病变　糖尿病自主神经病变出现时，常表现出消化系统、泌尿生殖系统、心血管系统相关症状或体温调节和出汗异常。常见的临床表现有：早饱、呕吐、腹泻、便秘或腹泻便秘交替；残尿量增加、尿潴留、尿失禁、勃起功能障碍；静息时心动过速、直立性低血压、心源性猝死。

糖尿病性周围神经病变的诊断因缺乏特异性手段，须排除其他疾病后方可明确。而糖尿病神经病变与糖尿病其他并发症一样，重在预防，控制代谢紊乱从而延缓神经并发症的出现及进展。治疗方面主要以促进神经修复、抗氧化应激、改善循环及对症处理为主。

76. 治疗糖尿病的口服药物有哪些

目前糖尿病呈现全球流行、患病率逐年增长的态势。国际糖尿病联合会（IDF）报告，2015 年，全世界糖尿病的患病人数达 4.15 亿，2040 年，预计糖尿病的患病人数增加至 6.42 亿，其中，我国糖尿病的患病人数居全球首位。糖尿病相关的微血管及大血管并发症给家庭和社会带来了沉重的经济负担。因此，有效控制血糖具有重要意义。

在美国，美国食品和药物管理局（FDA）批准了 11 种类别的药物用于治疗 2 型糖尿病，这些药物的成本和风险各不相同。目前口服降糖药治疗是其主要治疗途径，在已经确诊的糖尿病患者中，约有 58% 服用口服降糖药物治疗。此外，口服降糖药物应用方便，作用效果明确，患者依从性强，是糖尿病患者较好的选择。目前我国临床常用的口服降糖药有以下几类：

（1）双胍类药物　　减少肝糖原的输出是双胍类药物最重要的降糖机制。许多国家和国家组织推荐将二甲双胍作为 2 型糖尿病患者的一线用药和联合治疗中的基本用药。二甲双胍可降低 1%~1.5% 糖化血红蛋白，同时可以减轻体重。英国前瞻性糖尿病研究结果提示，二甲双胍可降低肥胖的 2 型糖尿病患者心血管事件的发生率和死亡率。单独使用二甲双胍不会导致低血糖。

（2）促分泌剂　促泌剂主要有磺脲类和非磺脲类药物。磺脲类药物包括甲本磺丁脲（D-860）、格列本脲（优降糖）、格列吡嗪（美吡达）、格列齐特（达美康）、对于格列喹酮（糖适平）、格列美脲（万苏平、亚莫利、伊瑞等）；非磺脲类包括瑞格列奈（浮来迪、诺和龙）、那格列奈。促分泌剂主要是刺激胰岛 β 细胞分泌胰岛素降低血糖，可降低糖化血红蛋白 1.0%~1.5%。促泌剂使用不当可导致低血糖，特别是对于老年患者及肝、肾功能不全患者。

（3）噻唑烷二酮类　该类药物主要通过增加靶细胞对胰岛素作用的敏感性而降低血糖。目前在我国上市的主要有罗格列酮（文迪雅）和吡格列酮（贝糖宁）。噻唑烷二酮类药物单独应用不会造成低血糖，但增加体重和水肿是这类药物最常见的副作用。

（4）α-糖苷酶抑制剂　该类药物通过抑制小肠黏膜的糖苷酶而抑制碳水化合物在小肠上部的吸收，从而达到降低血糖的作用。国内上市的主要有阿卡波糖（拜糖平）、伏格列波糖和米格列醇。2 型糖尿病人群中开展的临床研究的系统评价显示用这类药物可使糖化血红蛋白降低 0.05%，并能降低体重。糖苷酶抑制剂最常见的不良反应为胃肠道反应。

（5）二肽基肽酶Ⅳ（DPP-Ⅳ）抑制剂　健康人进食该类药后，可刺激肠道分泌肠促胰素，肠促胰素以葡萄糖依赖的方式刺激胰岛 β 细胞分泌胰岛素，抑制胰高血糖素分泌；此外，肠促胰素还可以促进 β 细胞增殖，作用于中枢抑制食欲，延缓胃排空，进而减少肝糖原输出，增加葡萄糖利用，降低空腹及餐后血糖水平。

DPP-Ⅳ抑制剂主要通过抑制 DPP-Ⅳ 活性增加肠促胰素水平，发挥降糖作用。目前我国上市的 DPP-Ⅳ抑制剂有 5 种，即西格列汀、沙格列汀、利格列汀、维格列汀和阿格列汀。我国 2 型糖尿病患者临床试验显示这类药物可将糖化血红蛋白维持在 0.4%~0.9%。

（6）GLP-1 受体激动剂　　GLP-1 受体激动剂通过激动 GLP-1 受体而发挥降糖作用。目前我国上市的 GLP-1 受体激动剂为艾塞那肽和利拉鲁肽，均需皮下注射。单独使用 GLP-1 受体激动剂不会明显增加低血糖发生的风险，最常见的副作用为胃肠道症状。

（7）钠-葡萄糖共同转运体（SGLT）　　健康成年人肾脏每天滤过 160~180g 葡萄糖，几乎 100% 由肾小管重吸收入血。葡萄糖的重吸收主要由 SGLT2 介导。SGLT2 抑制剂则通过抑制 SGLT2 的作用，减少葡萄糖重吸收，降低肾糖阈，增加尿糖排泄，进而降低血糖。目前于美国上市的 SGLT2 抑制剂有 3 种，即坎格列净、达格列净和恩格列净。

血糖控制对糖尿病治疗至关重要。随着糖尿病病理生理机制研究的深入开展，多种新型口服降糖药陆续上市。对于糖尿病治疗药物，在选择上要遵循因人、因病而异的原则，注意药物对糖尿病及并发症的影响。我们期待未来更安全有效的口服降糖药问世，使 T2DM 的个体化治疗有更多选择。

77. 双胍类药物是怎样降糖的

双胍类药物自 1957 年问世，在临床中应用已有 50 余年，是当前全球应用最广泛的口服降糖药之一。美国临床内分泌医师协会（AACE）和中华医学会内分泌学分会（CDS）均认为二甲双胍具有良好的疗效和安全性，并将其推荐为首选的一线口服降糖药物。二甲双胍有两个降糖途径（图8）。

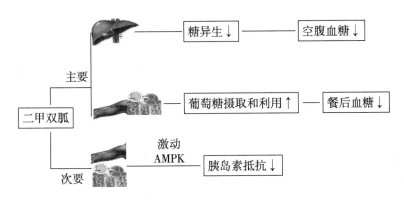

AMPL：酸腺苷依赖的蛋白激酶

图8 二甲双胍降糖机制

二甲双胍的主要作用途径：直接抑制肝脏的糖异生，降低空腹血糖，通过提高外周组织（肌肉、脂肪）对葡萄糖的摄取和利用，降低餐后血糖；此外，可通过肝细胞膜 G 蛋白恢复胰岛素对腺苷酸环化酶的抑制作用，减少肝糖原的异生，降低肝脏葡萄糖的输出。

二甲双胍的次要作用途径：①增加肌细胞膜对葡萄糖的通透性，促进骨骼肌细胞葡萄糖的无氧酵解，增加肌肉等外周组织对葡萄糖的摄取与利用，改善胰岛素抵抗；②抑制线粒体复合物Ⅰ和线粒体氧化磷酸化，减少 ATP 合成，激活 AMPK，促进脂肪酸进入线粒体进行脂肪酸 β 氧化，减少脂肪合成，改善胰岛素抵抗；③抑制小肠微绒毛细胞上的钠－葡萄糖共转运体，降低细胞内外的 Na^+ 浓度差，减少肠道对葡萄糖的吸收。

国际糖尿病联盟（IDF）指南（2012）认为，在生活方式干预的同时，二甲双胍应作为 T2DM 治疗的首选药物，当二甲双胍治疗不达标时，再考虑在二甲双胍的基础上联合其他药物治疗。

美国糖尿病学会（ADA）指南（2014）认为，在生活方式干预的同时，二甲双胍是 T2DM 治疗的首选药物。若无禁忌证，二甲双胍应一直保留在糖尿病患者的治疗方案中。

可以看出，国内外指南对于二甲双胍的态度保持了高度的一致性。双胍类药物在 T2DM 治疗中的核心地位越来越明确，而这一地位的确立源自多年来的研究数据积累和观点论证。

综上所述，经过 50 余年的临床应用，二甲双胍目前已成为首选的一线口服降糖药物。无论单药还是联合治疗，二甲双胍均能全面降低空腹血糖、餐后血糖以及糖化血红蛋白，具有强效、持久的降糖效果。在糖尿病患者的治疗中，尽管新药不断出现，二甲双胍仍有其不可替代的地位。

⑦ 78. 二甲双胍伤肝、伤肾吗

很多患者担心二甲双胍伤肝肾，所以不敢服用，以致耽误治疗。甚至部分医务工作者也有这样的顾虑。实际上，二甲双胍的药代动力学特点决定了它既不伤肝，也不伤肾。二甲双胍在体内不与血浆蛋白结合，不经过肝脏代谢，无肝毒性；吸收后 90% 于 24 小时内以原型经肾排出，没有肾毒性。严重肾功能不全者因肾排泄障碍，才会影响二甲双胍的体内清除；肝功能严重受损会限制乳酸的清除能力，建议血清转氨酶超过 3 倍正常上限或有严重肝功能不全的患者应避免使用二甲双胍。在一项为期 4 年的研究中，393 名肾功能不全且使用二甲双胍的患者中，继续使用二甲双胍的患者与停用二甲双胍的患者相比，血肌酐和尿蛋白均无显著性差异，提示其不加重肾功能减退。因此，所谓二甲双胍伤肝、伤肾的认知是错误的。

79. 磺脲类药物为什么可以降糖

磺脲类药物是发现最早，临床应用最广泛的口服降糖药物。历史上磺胺类药曾两次被发现有降糖潜能。早在 1942 年，法国 Montpellier 大学内科医师 Janbon 观察到伤寒症患者在用一种磺胺抗菌药治疗时出现严重低血糖反应。随后 1955 年，Franke 和 Fuchs 在试验一新型改良磺胺药时，发现该磺胺药能导致震颤、出汗等低血糖反应。1955~1966 年间第一代磺脲类降糖药经研制被用于临床。

由于中国糖尿病患者显著肥胖和胰岛素抵抗较高加索人群糖尿病患者少，且这类药物价格较其他药物低，因此磺脲类药物非常适合中国患者。近年来磺脲类药物的新品种、新剂型不断出现，例如，每天 1 次的控释片、缓释片，不仅减少了用药剂量，而且提高了依存性。目前，磺脲类药物共分为 3 代，第一代包括甲苯磺丁脲、氯磺丙脲、醋磺己脲和妥拉磺脲；第二代包括格列本脲、格列齐特、格列吡嗪、格列喹酮、格列波脲等；格列美脲为第三代。

磺脲类药物主要作用于胰岛 β 细胞膜上的 ATP 敏感性钾通道（KATP），该通道是由调节亚基磺脲类受体（SUR）和内向整流钾通道（Kir）按 1∶1 比例组成的异源性八聚体，促使钾通道关闭和胰岛素释放是磺脲类药物的主要作用机制。现有研究表明，磺脲类药物对胰岛素 β 分泌作用不仅仅局限于 β 细胞膜上磺脲类受体结合的 KATP 途径。不同的磺脲类药物与 SUR 受体结合的部位和亲和力有所不同，其作用强度和作用时间也不同（图 9）。

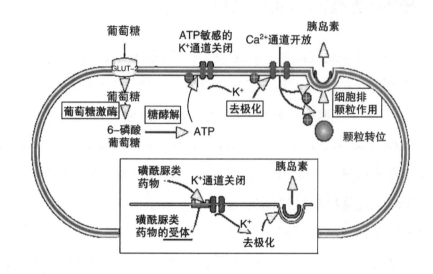

图 9　磺脲类药物的作用机制

 80. 磺脲类药物有什么副作用

磺脲类降糖药发现至今已有近 60 年，在糖尿病口服降糖药物中占有举足轻重的地位。其降糖效果、不良反应、药代动力学随着新一代药物的研发，均在不断改进，其常见的副作用如下：

（1）低血糖症是最常见的不良反应　氯磺丙脲和格列本脲为长效磺脲类药物，格列本脲的代谢产物也具降糖活性，两者均由肾脏排泄。因此，一代磺脲类药物低血糖症发生率高。格列美脲和格列吡嗪控释剂虽然是长效制剂，但由于其有效血药浓度低，且有葡萄糖依赖的降糖作用，因此低血糖发生率较格列本脲显著降低。

老年人群中应用磺脲类药物应特别警惕低血糖症的发生，尤其是合并有肾功能减退的患者，常可出现严重而持久的低血糖反应。格列喹酮、格列吡嗪的作用时间均较短，且格列喹酮只有 5% 经肾排泄，因而老年人使用较为安全。此外，高龄、饮酒、多种药物相互作用均可增加磺脲类药物低血糖症的发生率。

（2）体重增加 有临床研究表明，格列吡嗪控释片和格列美脲增加体重作用较其他二代磺脲类药物低。

（3）其他不良反应 其他少见的不良反应如恶心、呕吐、胆汁淤积性黄疸、肝功能异常、白细胞减少、粒细胞缺乏、贫血、血小板减少、皮疹等。氯磺丙脲还可引起抗利尿激素不适当分泌而导致低钠血症和水潴留。

以下患者不建议应用磺脲类药物：1 型糖尿病患者；急性严重感染、手术、创伤或糖尿病急性并发症者；严重的肝、脑、心、肾、眼等并发症者；妊娠和哺乳期妇女；儿童；磺胺类药物过敏者。

81. 糖苷酶抑制剂（阿卡波糖）为什么可以降糖，它适用于哪些糖尿病患者

α-糖苷酶抑制剂是一类作用独特的口服降糖药，能明显降低餐后血糖，可单独用药，也可与其他口服降糖药或胰岛素联合应用。

通常食物中碳水化合物在唾液、胰液 α-淀粉酶作用下被分解为寡糖（葡萄糖和果糖），在小肠黏膜细胞刷状缘处，α-糖苷酶将其分解为单糖，然后被上皮细胞吸收入血液循环。阿卡波糖结构类似寡糖，其与 α-糖苷酶的结合能力远大于寡糖，从而竞争性抑制其分解，延缓葡萄糖和果糖的降解和吸收，以达到降低餐后血糖的效果（图 10）。

此外，伏格列波糖与阿卡波糖相比对双糖水解酶（如麦芽糖酶、蔗糖酶）有较强的抑制作用（约为阿卡波糖的 270 倍及 190 倍）。米格列

醇与阿卡波糖及伏格列波糖相比，由于其与葡萄糖的结构更为相似，因此其抑制作用更为广泛，可抑制海藻糖酶及乳糖酶。对于蔗糖酶，米格列醇抑制作用最强。该类药物对葡萄糖的吸收没有直接作用，且对 α-糖苷酶的抑制作用是可逆的。

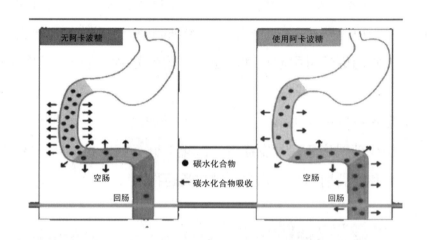

图 10　α-糖苷酶抑制剂的作用简图

对于血糖波动较大的 1 型糖尿病，可减少胰岛素用量及低血糖症的发生。国人饮食以碳水化合物为主，因此，α-糖苷酶抑制剂可以发挥更好的降糖作用。

 82. 糖苷酶抑制剂（阿卡波糖）有哪些副作用

α-糖苷酶抑制剂治疗初期（2~3 周）会出现胃肠胀气、腹胀、腹泻等胃肠不良反应，但胃肠道不良反应随着治疗时间的延长而明显减少。一项耐受性分析显示，阿卡波糖的胃肠道反应随着疗程的延长逐渐减少，从治疗头 2 个月的 53% 降至 8 个月后的 24%。

　　α–糖苷酶抑制剂单独用药不会引起低血糖反应，当与胰岛素或磺脲类联合给药时，会使血糖进一步降低。需要注意的是阿卡波糖导致的低血糖需口服或静脉注射葡萄糖救治，进食效果差。

　　此外，极少数病例服用阿卡波糖后出现肝损害。在最大的推荐剂量下，日本和美国报告了极少的肝脏酶（ALT 和 AST）可逆性升高的病例（6/100000）。目前，在接受阿卡波糖治疗的患者中，仅报告了 2 例急性严重肝脏毒性反应，2 名患者均完全康复。另有 1 例报道用阿卡波糖治疗引起全身多形性红斑患者。

83. 胰岛素增敏剂（噻唑烷二酮类）是如何降糖的，适用于哪类糖尿病患者

　　噻唑烷二酮类药物（TZDs）是 20 世纪 80 年代发现的有降低血糖和增加胰岛素敏感性作用的化合物。第一个 TZDs 环格列酮是在 1982 年合成的，直到 1994 年才明确其作用机制。此后，陆续生产出噻格列酮、曲格列酮、罗格列酮和吡格列酮等。1997 年，欧美及日本最早将其应用于临床。目前应用于临床的是罗格列酮与吡格列酮。这类药物具有 2,4–噻唑烷二酮结构，每个药物具有不同的侧链取代基，因而药理特点各有不同。噻唑烷二酮类药物是核转录因子过氧化物酶体增殖物激活受体 PPARγ 的高度选择性配体，对 PPARγ 起激活作用。

　　TZDs 通过增强外周葡萄糖移去率和抑制肝糖原输出，改善骨骼肌、肝脏、脂肪组织的胰岛素敏感性，从而使血液循环中的胰岛素及葡萄糖水平均下降，并减轻了胰岛 β 细胞的负荷，还通过减少脂毒性作用，发挥对胰岛 β 细胞的直接保护作用（图 11）。

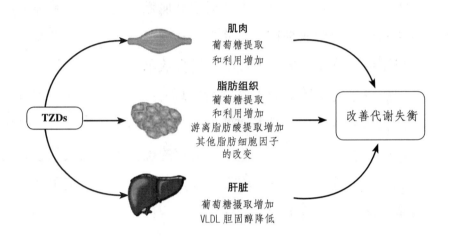

图 11　噻唑烷二酮类药物作用机制

噻唑烷二酮类药物适用于 2 型糖尿病患者。但下列患者禁用格列酮类药物：①伴有水肿的糖尿病患者；②伴有严重肝脏病变的糖尿病患者；③ 1 型糖尿病患者；④伴有糖尿病酮症酸中毒的患者；⑤孕期及哺乳期的女性糖尿病患者；⑥ 18 岁以下的糖尿病患者。

84. 噻唑烷二酮类药物有哪些副作用

噻唑烷二酮类药物（TZDs）由于其改善胰岛素敏感性的作用机制，曾经被寄予厚望，认为是治疗 2 型糖尿病的希望。但在临床应用中，逐渐发现这类药物并不完美。

（1）水肿及水钠潴留　　这是噻唑烷二酮药物的主要副作用。一般表现为轻度到中度外周性水肿，多数伴体重增加。约 5% 的患者使用该药后出现水肿。特别是与胰岛素合用时，水肿发生率可达 3%~16%。其导致水钠潴留的主要原因如下：① TZDs 长期使用可使血浆肾素水平增加、醛固酮升高，导致肾排钠减少、水钠潴留。②间质离子转运的改变、内皮通透性的变化和PPARγ介导的血管渗透生长因子表达，也是TZDs引起水肿的可能机制。③有研究者用基因打靶技术钝化集合管中的PPARγ，可阻断噻唑烷二酮类药物引起的体重增加和血浆容量扩大的效应。还有研究也发现集合管中PPARγ基因特异性缺失的小鼠对罗格列酮诱发的体重增加和血浆容量扩大有耐受性。这两项研究证明了这两种副作用与PPARγ有关。此外，水肿发生率和水肿程度与给药剂量呈正相关，所以，建议使用TZDs时从小剂量开始，开始几周内应进行水肿和心脏功能评价，心功能3~4级的糖尿病患者、心脏射血分数＜40%者不推荐使用这类药物，并避免使用二氢吡啶类钙拮抗剂和非甾体消炎药。

（2）增加体重　　体重增加是这类药物共同的不良反应。大部分患者使用TZDs数周后体重开始增加，6个月后稳定，体重一般增加2~4kg。有研究者比较罗格列酮和格列苯脲对体重影响的研究结果显示：格列苯脲组体重平均增加1.9kg；罗格列酮4mg、8mg组分别增加体重1.9kg、2.9kg，罗格列酮增加体重似乎与剂量相关。目前认为体重增加的原因主要是脂肪重量增加和血浆容量增加。多项动物和人体研究证实：TZDs主要通过激活PPARγ来促进皮下脂肪细胞分化和脂肪生成，长期用药会增加皮下脂肪含量，而对内脏脂肪影响不大，甚至会使其减少。内脏脂肪能够增加胰岛素抵抗，且内脏脂肪释放的肿瘤坏死因子α等细胞因子既可导致胰岛素抵抗，又是心血管危险因子。因此，TZDs不增加内脏脂肪重量，不会促进动脉粥样硬化。体液增加是导致体重增加的另一重要原因。由于TZDs增加肾脏对水钠重吸收，导致血容量增加，并使血红蛋白含量和红细胞比容降低。但这些血液学改变在开始给药后几周比较明显，继续用药便趋于稳定。此外，动物实验和人体研究还证实：TZDs 可以降低瘦素水平，并因此导致体重增加。

（3）肝脏毒性　　曲格列酮上市后不久就出现了肝毒性的报告，有统计数据显示其肝毒性发生率高达 1.9%，严重者需要进行肝移植，甚至引起死亡。曲格列酮的肝毒性危害已经超过了其治疗作用，因此被撤出市场。罗格列酮会引起淤胆性肝炎、肉芽肿性肝炎和肝功能衰竭，使用时应定期检查肝功能，ALT 超过正常上限 2.5~3 倍时应当停药。

（4）骨的毒性和副作用　　近年来，无论是动物模型还是人体试验皆表明应用 TZDs 会增加骨折风险。在小鼠试验中，罗格列酮可致骨质丢失和骨髓脂肪组织增加。曾有报道表明，TZDs 会导致患糖尿病的老年妇女骨量丢失，但对男性患者影响较少。

85. 二肽基肽酶 -4（DPP-4）抑制剂为什么可以降糖，其适用于哪些患者

早在 20 世纪 60 年代，McIntyr 和 Elrick 等人就发现，口服葡萄糖对胰岛素分泌的促进作用明显高于静脉注射，这种额外的效应被称为"肠促胰素效应"。而 Perley 等研究证实，这种"肠促胰素效应"所产生的胰岛素达进食后胰岛素总量的 50% 以上。

随着细胞和分子生物学的发展，肠促胰素神秘的面纱被慢慢揭开。研究证实，肠促胰素是人体内一种肠源性激素，在进食后，该类激素可促进胰岛素分泌，发挥葡萄糖浓度依赖性降糖作用。肠促胰素主要由胰高血糖素样肽 -1（GLP-1）和糖依赖性胰岛素释放肽（GIP）组成，其中 GLP-1 在 2 型糖尿病的发生发展中起着更为重要的作用。肠促胰素促使 50%~70% 的餐后胰岛素释放。GLP-1 还有抑制胰高血糖素释放的

作用。糖尿病患者的 GLP-1 分泌减少，同时 GIP 的效应下降。因而肠促胰素的促餐后胰岛素释放效应减少至 30%，这是糖尿病患者餐后胰岛素分泌减少的原因之一。肠促胰岛素由肠道全天释放，餐后激素水平升高。其血浆半衰期较短（GLP-1 约为 2 分钟，GIP 约为 5 分钟），由二肽基肽酶 – Ⅳ（DPP- Ⅳ）迅速分解失活（图 12）。

DPP- Ⅳ 是一种细胞表面的丝氨酸蛋白酶，在肠中高表达，此外，在肝脏、胰腺、胎盘、胸腺等处也有表达。DPP- Ⅳ 抑制剂的结构与 DPP- Ⅳ 的天然底物相似，可以竞争性地结合 DPP- Ⅳ 活化部位，其亲和力却远大于它的天然底物，从而改变 DPP- Ⅳ 的构象，降低其催化活性。生成 GLP-1 的肠道 L 细胞主要位于回肠下段，所有存储在 L 细胞微粒中的 GLP-1 是有活性的，肠黏膜固有层的毛细血管内皮细胞含有丰富的 DPP- Ⅳ，DPP- Ⅳ 使 GLP-1 快速失活，而且不可逆，大约 75% 的 GLP-1 离开肠道前已经被降解为无活性的代谢产物，此后 40%~50%GLP-1 在肝脏中降解。因此，仅 10%~15% 的有活性的 GLP-1 能到达体循环。

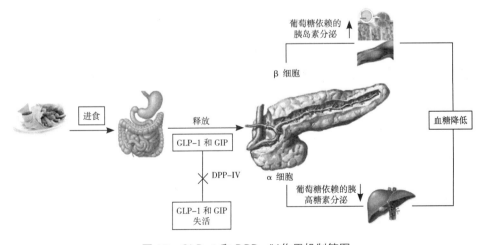

图 12　GLP-1 和 DPP- Ⅳ作用机制简图

目前，应用于临床的两类新的降糖药物中，GLP-1受体激动剂模仿了内源性GLP-1产生降糖效应；DPP-Ⅳ抑制剂阻断了患者体内GLP-1和GIP的降解，提高了内源性GLP-1和GIP的水平。GLP-1受体激动剂的药理学作用和GLP-1的生理作用类似，因为这种制剂不被DPP-Ⅳ灭活，用药后的血药浓度显著高于生理状态GLP-1水平并且持续数小时，GLP-1受体激动剂可能是与GLP-1受体结合而发挥效应。

减少内源性GLP-1的降解是DPP-Ⅳ抑制剂主要的降血糖机制。将GLP-1受体基因和GIP受体基因敲除，小鼠灌喂DPP-Ⅳ抑制剂西格列汀未发现降糖作用，间接地证实了DPP-Ⅳ抑制剂的作用机制。

⑦ 86. 二肽基肽酶-4（DPP-4）抑制剂有哪些副作用

DPP-4抑制剂作为新型的口服降糖药，为2型糖尿病的治疗提供了一种新的治疗策略。但该类药物上市时间短，对其副作用的了解还不够全面，其用药安全性仍值得我们重点关注。DPP-4抑制剂常见的不良反应如下：

（1）胃肠道反应　　这是较为常见的不良反应，主要表现为恶心、呕吐和腹泻等。一般持续时间较短。恶心程度为轻度或中度，发生率约为3%，多见于用药8周内，此后发生率逐渐下降。其机制可能与血浆活性GLP-1浓度增加、胃排空延迟和饱腹感增加相关。起始小剂量，逐渐增加给药剂量，可减少胃肠道不良反应的发生。

（2）鼻咽炎、尿路感染、上呼吸道感染　　这些是常见的感染。此外，有研究报告表明，应用DPP-4抑制剂时，肾盂肾炎、膀胱炎等发生率增加。鼻咽炎可表现为鼻塞、流涕、咽部疼痛不适、咳嗽、喘息和乏力等症状，多在停药3天后症状消退。也曾有过敏性鼻炎的报道，其机制可能与DPP-4抑制剂使DPP-4活性降低，呼吸道黏膜肽类产生增加，促进黏液分泌增多有关。

（3）皮肤相关的不良反应　皮肤相关的不良反应仅见于部分DPP-4抑制剂，包括皮肤干燥、过敏反应、接触性皮炎和皮疹等，多发生在服药前3个月内。理论上，DPP-4抑制剂尤其是与血管紧张素转化酶抑制剂联合应用时，可增加血管性水肿的发生，可能与DPP-4的底物P物质的降解减少有关。

（4）肝功能损害　该类药物所致的肝功能损害多表现为肝脏转氨酶升高，但有应用西格列汀后，直接胆红素、总胆红素均明显升高的报告。

（5）急性胰腺炎　DPP-4抑制剂有增加急性胰腺炎发生的可能，包括出血和坏死性胰腺炎，实验室检查可见淀粉酶和脂肪酶显著升高，机制尚不清楚。但有研究指出，2型糖尿病患者本身急性胰腺炎的发生率是非糖尿病患者的2.8倍，18~44岁年龄段高达5倍。因而DPP-4抑制剂使用过程中发生的急性胰腺炎，尚不能明确是否是由DPP-4抑制剂直接导致的。但在临床应用中应关注患者有无上腹部不适，注意观察淀粉酶和脂肪酶的变化。

（6）肾功能损害　肾功能不全的患者服用该类药物时应调整剂量。在肾功能分期的1、2期，即肌酐清除率（CCr）$\geq$ 60mL/min，不需要调整剂量；在肾功能分期3期，即60mL/min $\leq$ CCr < 30mL/min，需要将剂量减半（西格列汀、沙格列汀、利格列汀和阿格列汀）；在肾功能分期4期以后，即CCr < 30mL/min，西格列汀和阿格列汀建议应用1/4剂量，沙格列汀谨慎应用，维格列汀减为1/2剂量。值得注意的是，利格列汀以原型排泄，肾排泄低于给药剂量的5.0%，因此，此药的使用

不受肾功能降低的影响。利格列汀用于慢性肾脏病 1~5 期的患者时无须调整剂量。

（7）低血糖　　该类药物单药治疗引起低血糖事件的发生率与安慰剂、对照组相似，因为 DPP-4 抑制剂通过抑制 DPP-4 的活性，使 GLP-1 及 GLP 降解减少。而后两者促进胰岛素的分泌均呈葡萄糖浓度依赖性，因而很少引起低血糖，尤其是严重的低血糖。有报告单独应用西格列汀时，低血糖的发生率是 1.2%。

此外，是否能够诱发胰腺炎、心血管病等疾病有待于长期的临床观察。因此，虽然已经报道了很多 DPP-4 抑制剂，并且其中一部分已经上市并用于糖尿病的治疗，但是研发出更多高效低毒、高选择性的 DPP-4 抑制剂仍是糖尿病治疗的重点。

87. 钠 - 葡萄糖共转运体 -2（SGLT-2）抑制剂是如何降糖的，其适用于哪些患者

钠 - 葡萄糖共转运体 2（SGLT-2）抑制剂因其独特的降糖机制，近几年成为 2 型糖尿病降糖药物的研究热点。该类药物在国外多个国家已经上市并得到越来越广泛的临床应用，即将在中国上市的 SGLT-2 抑制剂主要有达格列净、坎格列净和恩格列净。SGLT-2 蛋白位于肾脏，负责重吸收原尿中绝大部分的葡萄糖，使其返回到血液中。抑制 SGLT-2 的活性可以减少葡萄糖的重吸收，促进尿液中葡萄糖的排泄，达到降糖的作用。

在健康人体内，肾脏每天滤过约 180g 葡萄糖，过滤到肾小球中的葡萄糖被近端肾小管重吸收，尿液中几乎不含糖。肾脏通过两类葡萄

糖转运蛋白实现对葡萄糖的重吸收。一类是钠－葡萄糖协同转运蛋白（SGLTs），另一类是易化葡萄糖转运蛋白（GLUTs）。其中，SGLTs包括SGLT-1和SGLT-2两种蛋白。SGLT-2蛋白主要负责把肾脏原尿中的葡萄糖重吸收回血浆，可以重吸收约90%的葡萄糖（图13）。2型糖尿病患者表达SGLT-2较健康者明显升高，因此，通过选择性地抑制SGLT-2活性，可以特异性阻断肾脏对葡萄糖的重吸收，通过尿液排出多余的葡萄糖而达到降低血糖的目的。

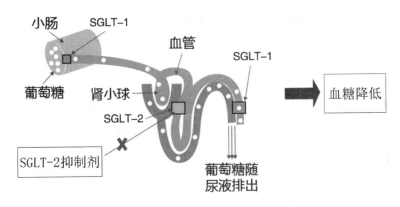

图13　SGLT-2抑制剂降糖机制

　　SGLT-2抑制剂可明显降低糖化血红蛋白（HbA1c）的水平及肾糖阈值。SGLT-2抑制剂与传统药物的最大区别是它不依赖于胰岛素，所以可应用于T2DM的各个阶段，其独特的作用机制使得它与其他药物联用也有很好的效果。达格列净和恩格列净主要抑制SGLT-2，而坎格列净同时抑制SGLT-2和SGLT-1。SGLT-2降低糖化血红蛋白约0.5%~1.0%，减轻体重1.5~3.5kg，降低SBP 3~5mmHg。与胰岛素联合使用时，还可减少胰岛素用量大约5.9~8.7U/d。另外，SGLT-2抑制剂还可以降低血压和尿酸水平，减少尿蛋白排泄，降低TG，同时升高HDL-C和LDL-C，但不增加LDL/HDL比值。

SGLT-2 抑制剂适用于 2 型糖尿病患者，不适用于 1 型糖尿病患者。儿童、青少年及孕妇和哺乳期妇女中暂无使用 SGLT-2 抑制剂的数据，故不推荐在此类人群中使用。老年患者（年龄 ≥ 65 岁）应用该类药时，需监测其肾功，对于肾功能正常或轻度不全时，均可使用。此外，SGLT-2 抑制剂对于中度肾功能不全 $[45 \leqslant eGFR < 60mL/(min \cdot 1.73m^2)]$ 的患者可减量使用，轻中度肝功能不全时也可使用。

88. 钠–葡萄糖共转运体–2（SGLT-2）抑制剂有哪些副作用

钠–葡萄糖共转运体–2（SGLT-2）抑制剂主要的副作用是泌尿生殖道感染，其他不良反应（如低血糖、致癌风险、急性胰腺炎、心血管事件）发生率都极低。

（1）泌尿生殖系统感染　　泌尿生殖系统感染是 SGLT-2 抑制剂的主要不良反应。目前认为 SGLT-2 抑制剂会促进葡萄糖从尿液中排出，增加泌尿生殖道局部的葡萄糖浓度，导致发生细菌和霉菌感染的机会增加。此类感染通常可自行恢复或经常规药物治疗即能解决。临床研究数据显示，经 SGLT-2 治疗后，其生殖道感染的发生率为 4.8%~5.7%，但多为轻到中度感染。女性较男性生殖道感染发生率稍高，女性生殖道感染大部分发生在用药的初始 4 个月内，而男性则在第 1 年内。

为避免生殖道和泌尿道感染的发生，建议使用前询问病史，半年内反复发生泌尿生殖系统感染的患者不推荐使用；在使用过程中，如果发生感染并需要抗感染治疗时建议暂停 SGLT-2 抑制剂，感染治愈后，可继续使用。使用 SGLT-2 抑制剂过程中，尤其是使用的第一个月，需要关注患者是否出现感染的症状和体征。如果患者出现泌尿和生殖道感染的症状，应就医并做相关检查以明确有无感染。使用 SGLT-2 的患者，建议注意个人外阴部卫生，适量饮水，保持小便通畅，减少感染的发生。

（2）低血糖　　与其他一些种类的抗糖尿病药物类似，SGLT-2 抑制剂也会引起低血糖反应，Meta 分析显示 SGLT-2 抑制剂引起低血糖的概率与二甲双胍或西他列汀相似，但低于磺酰脲类药物。由于该类药物通过非胰岛素依赖性机制发挥降糖作用，因此引起的低血糖反应较轻，发生率亦较低。

（3）糖尿病酮症酸中毒（DKA）　　在 SGLT-2 抑制剂临床研究和上市后临床应用中，都报告有 DKA 和酮症的病例，但发生率很低。报道的病例中，部分病例为 1 型糖尿病，多数患者存在诱因（如手术、过度运动、心肌梗死、卒中、严重感染、长时间禁食或极低碳水化合物摄入量），部分联合使用胰岛素的患者存在胰岛素减量过快的问题。

明确诊断为 DKA 的患者，应立即停用 SGLT-2 抑制剂，并按照 DKA 治疗原则进行救治。建议在择期手术、剧烈体力活动及应激时，停用 SGLT-2 抑制剂；联用胰岛素时，避免停用胰岛素或过度减量；口服 SGLT-2 抑制剂期间，避免过多饮酒及极低碳水化合物饮食。目前，SGLT-2 抑制剂尚未被批准用于 1 型糖尿病治疗。

SGLT-2 抑制剂的应用代表了一种新型的、独特的糖尿病治疗方法，可以解决已有降糖药物对血糖控制不佳的现状。目前正在进行中的 CANVAS、CANVAS-R、CREDENCE、DECLARE-TIMI 等大规模长期临床研究将在未来给我们提供更多的用药依据。

89. 糖尿病的新药——胰淀素类药物介绍

胰淀素又称胰岛淀粉样多肽（IAPP），是体内除胰岛素外的另一种降糖激素，由 37 个氨基酸残基组成，相对分子量为 3.85KD。胰淀素亦由胰岛 β 细胞分泌，加工成熟后的胰淀素与胰岛素一起贮存于胰岛 β 细胞的分泌颗粒中，在葡萄糖的刺激下，与胰岛素按 1 ∶ 100 的比例呈现高频脉冲式协同分泌。

胰淀素的生理作用主要有：

（1）控制进食　　胰淀素与大脑神经元细胞膜上胰淀素受体相结合，通过受体介导信号转导作用于下丘脑摄食中枢，产生饱食效应，有利于控制体重。

（2）延缓胃排空　　胰淀素作用于脑干后部迷走神经丛，再通过迷走神经信号转导作用于胃。延缓胃排空的作用使小肠吸收葡萄糖速度变慢，吸收入血时间延长，进而降低餐后血糖。

（3）抑制餐后胰高血糖素分泌高峰　　正常人群进餐后血糖升高反馈抑制胰高血糖素分泌，但高糖长期刺激会降低胰岛 α 细胞对血糖的反应性。因此，糖尿病患者进餐后血糖升高，胰高血糖素的分泌却得不到抑制；而食物中氨基酸及胃肠激素刺激胰高血糖素分泌作用被放大。胰淀素通过迷走神经作用于胰腺，抑制胰高血糖素分泌，有效降低餐后血糖。因此，通过纠正胰淀素代谢的异常，发挥胰淀素正常的生理功能成为目前治疗 2 型糖尿病的新途径之一。

1 型糖尿病发病机制为胰岛 β 细胞自身免疫破坏，不仅导致胰岛素分泌量绝对不足，其胰淀素分泌量也远低于正常，无法发挥其正常生理功能。因此以胰淀素为作用靶点的药物逐渐成为治疗 1 型及 2 型糖尿病的新热点。

胰淀素类似物普兰林肽是将人胰淀素的 25 位、28 位和 29 位氨基酸替换为脯氨酸。蛋白质一级结构改变之后，空间构象发生变化，充分保留胰淀素的生理作用的同时，改变了人胰淀素不可溶性及易于聚集的物理性质，避免了淀粉样沉积的形成，且不会诱导 β 细胞凋亡。

2005 年 3 月，美国 FDA 批准普兰林肽作为 1 型及 2 型糖尿病患者的辅助用药。临床研究证实，普兰林肽可以降低糖尿病患者的餐后胰高血糖素分泌高峰。普兰林肽皮下注射绝对生物利用度为 30%~40%，达峰时间为 20 分钟，半衰期（$t_{1/2}$）为 29 分钟，主要经肾脏排泄。轻度肾功能不全（内生肌酐清率 > 20mL/min）者，其药物排泄无明显变化，反复注射未见累积效应。

 ## 90. 口服降糖药物对肝肾有损害吗

糖尿病发展到一定程度后就意味着需长期服药。部分患者看到药品说明书中讲到"影响肝肾功能"，就坚决弃之不用，即使该药物非常适合自己的病情，反而去选择一些保健品或中药，使血糖长期控制不佳。还有些患者认为西药副作用大，当血糖得到初步控制后就自行减药，甚至停用所有药物，导致血糖忽高忽低，反复波动。这种用药习惯对糖尿病患者的病情控制极为不利。因为血糖大幅度波动会促进各种并发症的发生，而且部分患者易诱发糖尿病酮症酸中毒，危及生命。

不可否认，任何药物都有一定的副作用和不良反应，当然中药也不例外。但是，临床上使用的各种正规降糖药物都是在多次动物试验和多年临床验证的基础上得到确认的安全、有效的药物，给患者带来的益处远远超过它的副作用。口服降糖药物进入体内以后，大部分经过肝脏代谢，然后由肾脏排出体外。如果患者的肝肾功能正常，就能保证药物在肝脏及肾脏正常代谢和排泄，而不会对肝肾功能造成影响。相反，如果患者存在肝肾功能不全或者用药剂量过大，就会加重肝脏代谢及肾脏排泄的负担，并影响肝肾功能。

部分糖尿病患者在服用降糖药期间发现肾功能异常，通常与糖尿病病程长及血糖、血压控制不良等因素有关。长期高血糖对肝肾功能的损害要远远超过降糖药物对肝肾的影响，良好的血糖控制本身就是对肝肾功能最好的保护。

因此，糖尿病患者要权衡利弊，抓主要矛盾，而不能因噎废食。只要在医生的指导下正规服药、定期监测肝肾功能，完全可以长期放心服用降糖药。

❓ 91. 肾功能不全患者如何选择口服降糖药

全球目前约有 2 亿慢性肾脏疾病（CKD）患者，常见的原因包括高血压、动脉硬化和糖尿病。大约 40%（诊断或不诊断）的糖尿病患者存在 CKD。CKD 会影响药代动力学，因此，治疗上不同于普通患者。选择药物时应把握以下 3 方面的原则：首先，药物用于治疗存在 CKD 的糖尿病患者时，应关注药物对肾脏可能存在的影响；其次，应该重视药物治疗对 CKD 患者的生存质量的影响；最后，当肾脏功能下降时，应该牢记治疗药物的安全性。常用的口服降糖药物治疗中，当肾小球滤过率下降时，患者发生乳酸酸中毒（如二甲双胍）和低血糖风险增加（如磺脲类和胰岛素），应该及时调整药物剂量。中国医师协会内分泌代谢科医师分会 2015 年更新了 2 型糖尿病合并慢性肾脏病口服降糖药物的治疗共识，口服降糖药用于不同肾功能分期的剂量调整见图 14（引自《2型糖尿病合并慢性肾脏病口服降糖药用药原则中国专家共识》）。

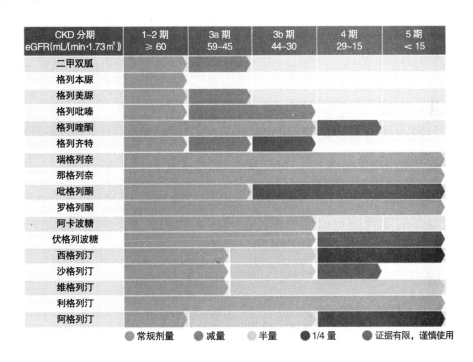

图 14　口服降糖药用于不同肾功能分期的示意图

92. 胰岛素的制剂类型有哪几种

　　胰岛素制剂在临床上已经广泛应用，其分类比较复杂。胰岛素制剂可根据胰岛素来源、制备工艺、作用时间长短等来进行分类。

　　（1）根据胰岛素来源　　胰岛素制剂可分为猪胰岛素、牛胰岛素、人胰岛素。猪胰岛素是从猪胰脏中提取的；牛胰岛素是从牛胰脏提取的；人胰岛素是通过基因工程或通过生物化学转换的方法，将猪胰岛素转变成人胰岛素。动物胰岛素与人胰岛素的区别在于氨基酸序列对应的蛋白质结构的不同，因而动物胰岛素存在一定程度的免疫原性，可能会在人体内产生抗体导致过敏反应。动物胰岛素的效价低，由动物胰岛素转换用人胰岛素时，剂量应减少 15%~20%，否则会增加低血糖风险。

（2）根据制备工艺　①经动物胰腺提取或纯化的猪、牛胰岛素：目前传统的普通结晶的动物胰岛素逐渐被淘汰，取而代之的是单组分或高纯化胰岛素，是指经凝胶过滤处理后的胰岛素，再用离子交换色谱进行纯化，以进一步降低胰岛素原的含量并去除部分杂质。②半合成人胰岛素：以猪胰岛素为原料进行修饰得到的人胰岛素。③生物合成人胰岛素：用重组 DNA 技术生产的人胰岛素，又称重组人胰岛素，为中性可溶性单组分人胰岛素。④胰岛素类似物：通过重组 DNA 技术，对人胰岛素氨基酸序列进行修饰生成的可模拟正常胰岛素分泌和作用的一类物质。目前已用于临床的有赖脯胰岛素、门冬胰岛素、甘精胰岛素、地特胰岛素。

（3）根据作用时间长短　①超短效胰岛素：注射后 10~20 分钟起效，40 分钟为作用高峰，作用持续时间 3~5 小时，可餐前注射，包括优泌乐（赖脯胰岛素）和诺和锐（门冬胰岛素）等。②短效胰岛素：注射后 30 分钟开始作用，持续 5~7 小时，可用于皮下、肌肉注射及静脉点滴，一般在餐前 30 分钟皮下注射。有猪和人胰岛素两种，包括诺和灵 R、优泌林 R 和甘舒霖 R。③中效胰岛素：注射后 3 小时起效，6~8 小时为作用高峰，持续时间为 14~16 小时。作用持续时间的长短与注射的剂量有关。中效胰岛素可以和短效胰岛素混合注射，亦可以单独使用。中效胰岛素应根据病情决定每日注射 1 次或 2 次，皮下或肌肉注射，但不可静脉点滴，包括诺和灵 N、优泌林 N 和甘舒霖 N。④长效胰岛素（包括鱼精蛋白锌胰岛素）：一般为每日傍晚注射，起效时间为 1.5 小时，作用可平稳保持 22 小时左右，且不易发生夜间低血糖。国产长效胰岛素是鱼精蛋白锌猪胰岛素，早已在临床使用。本品注射后 4 小时开始起效，8~12 小时为作用高峰，持续时间约 24 小时，其缺点是药物吸收差、药效不稳定。长效胰岛素一般不单用，常与短效胰岛素混合使用，不可作静脉点滴，包括来得时（甘精胰岛素）、诺和平（地特胰岛素）。⑤预混胰岛素：是将短效与中效胰岛素按不同比例预先混合的胰岛素制剂（包括预混人胰岛素，如优泌林 70/30、诺和灵 30R、重合林 30R、甘舒霖 30R 及诺和灵 50R）以及预混胰岛素类似物（如诺和锐 30、诺和锐 50、优泌乐 25 和优泌乐 50）。

93. 哪些人群需要应用胰岛素

（1）1 型糖尿病患者由于自身胰岛 β 细胞功能受损，胰岛素分泌绝对不足（小于正常人 10%），在发病时就需要胰岛素治疗，必须依赖外源性胰岛素治疗以维持生命和生活。约占糖尿病总人数 5%。

（2）2 型糖尿病患者在生活方式和口服降糖药联合治疗的基础上，如果血糖仍然未达到控制目标，即可开始口服药物和胰岛素的联合治疗。一般经过较大剂量、多种口服药物联合治疗后，HbA1c 仍大于 7.0% 时，就可以考虑启动胰岛素治疗。

（3）妊娠糖尿病及糖尿病合并妊娠的妇女在妊娠期、分娩前后、哺乳期，如单用饮食控制血糖不能达到要求目标值时，需用胰岛素治疗，禁用口服降糖药。

（4）围手术期出现严重的急性并发症或应激状态时，需临时使用胰岛素度过危险期，如糖尿病酮症酸中毒、高渗性高血糖状态、乳酸酸中毒、感染等；出现严重慢性并发症，如糖尿病足、重症糖尿病肾病等；合并一些严重的疾病，如冠心病、脑血管病、血液病、肝病等；因其他原因（如对口服降糖药过敏等）不能接受口服降糖药治疗者。

（5）明显消瘦的 2 型糖尿病患者、与 1 型糖尿病难以鉴别的消瘦糖尿病患者应该尽早使用胰岛素治疗，适量胰岛素治疗有助于食物的吸收和利用，促进体重增加。

（6）血糖较高的新发 2 型糖尿病患者由于口服药物很难使血糖得到满意的控制，而高血糖毒性的迅速缓解可以部分减轻胰岛素抵抗和逆转 β 细胞功能，故新诊断的 2 型糖尿病伴有明显高血糖时可以使用胰岛素强化治疗。

（7）其他类型的糖尿病，尤其是垂体性来源的肿瘤、胰腺病变、β 细胞功能缺陷致病者。

94. 注射胰岛素有哪些注意事项

胰岛素是糖尿病患者控制血糖的药物之一，皮下注射是糖尿病患者应用胰岛素的最基本给药方式，那么注射胰岛素时的注意事项有哪些呢？

（1）注射前要检查胰岛素制剂是否在有效期内，是否密封无损。短效胰岛素外观澄清，若浑浊则不可使用。使用中长效胰岛素时应将胰岛素混匀，可放在双手间缓缓搓动，切忌上下剧烈摇动。若放在冰箱里，注射前应提前 30~60 分钟从冰箱取出恢复温度。抽吸时一定要保证所需胰岛素剂量的准确性，防止低血糖和高血糖的发生。注射部位一定要用75% 酒精消毒，若对酒精过敏，可用注射用水，禁用含碘类消毒剂。首次安装胰岛素笔芯需进行排气。

（2）为确保将胰岛素注射至皮下，若使用较长的笔用针头或胰岛素注射器注射时，必须捏起皮肤并以45°角注射，针头需全部进入皮下。可将注射部位轻轻捏起（皮下脂肪较薄者）或用拇指与食指将皮肤绷紧（皮下脂肪较厚者）。另外，将活塞完全推压到底后，针头应在皮肤内停留10秒，先拔出针头再松开皮褶。可用干棉球擦拭注射部位，切勿用力挤压与揉搓。

（3）适合注射胰岛素的部位包括腹部、大腿外侧、手臂外侧1/4处和臀部，这些部位利于胰岛素吸收且神经分布较少。其中腹部皮下注射因其吸收快、吸收速度恒定、疼痛轻、注射方便、不受温度和运动影响，能有效控制血糖，所以是糖尿病患者最乐意接受的注射部位。不同胰岛素因起效时间的差异，注射部位应有所选择。例如：短效胰岛素注射部位首选腹部；中效胰岛素首选大腿和臀部；预混胰岛素及类似物在早餐前注射首选腹部，晚上则首选大腿或臀部，以避免夜间低血糖的发生。

（4）吃饭时注射胰岛素是很普遍的，而且主要是速效胰岛素。速效胰岛素特点是吸收快、起效时间短。进餐时不需提前注射，而注射后必须立即进食，否则可能出现低血糖。有些患者的情况比较适合饭后注射，比如1型糖尿病患者，当餐前血糖较低（2.8~3.9mmol/L）时，可改在餐后注射胰岛素，同时适当多进食。

（5）胰岛素在同一部位反复注射会出现皮下硬结，影响胰岛素吸收，使得血糖不稳定。因此，注射时一定要轮换注射部位。注射部位的轮换包括不同注射部位间的"大轮换"和同一注射部位内的"小轮换"。"大轮换"是指在腹部、手臂、大腿和臀部间的轮换注射，有两种方法：一种是按照左边一周，右边一周的方法；另一种是按照左边一次，右边一次的方法。而"小轮换"则要求与上次的注射点距离约1手指宽度，尽量避免在1个月内重复使用同一注射点。

（6）在注射胰岛素过程中应遵循针头"一针一换"的原则。否则多次使用会出现感染，造成针尖钝化，导致皮下脂肪增生，甚至出现将针头留置在体内的意外。

（7）用完的针头不能随意丢弃，必须放入加盖的硬壳容器中，以免造成污染。

95. 注射胰岛素有哪些副作用

胰岛素目前已经广泛应用在糖尿病临床治疗的过程中，但很多患者怕有依赖性，存在诸多顾虑，不愿接受胰岛素治疗。其实，胰岛素带来的益处远大于其弊处，而且有些副作用是完全可以避免的。所以，糖尿病患者首先应明白胰岛素副作用都有哪些方面，才可以找到办法很好地克服它们。

（1）疼痛　　胰岛素注射引起的疼痛是很轻微的。如果在某次注射时，疼痛明显，有可能是针头碰到了皮下神经，应注意注射部位的选择。进针速度过慢、针头久用变钝、精神紧张等因素也可加重疼痛。假如疼痛无法忍受，那应该更换部位再行注射。腹部注射疼痛最轻，注射方便，不用宽衣脱裤，最适合冬季和外出工作时注射。

（2）低血糖　　应用胰岛素治疗的糖尿病患者出现低血糖是很常见的，尤其是在餐前和夜间。但是，2型糖尿病患者胰岛素治疗导致的低血糖常比较轻，危害较小，多数通过两餐间或睡前加餐可预防或避免。

（3）脂肪垫　　如果长期在同一部位注射胰岛素，不断刺激使皮下脂肪增生肥大，极易形成脂肪垫或结节，从而对胰岛素的吸收产生影响。不过做到有规律地更换注射部位即可预防。

（4）胰岛素抗体　因胰岛素制剂中可能存在某些杂质成分，以前，有些糖尿病患者在应用胰岛素治疗数月后会出现胰岛素抗体，导致胰岛素活性下降，胰岛素用量不断增加。目前临床应用的胰岛素已经得到高度纯化，已很少或几乎不产生胰岛素抗体。

（5）体重增加　一部分糖尿病患者注射胰岛素后常引起体重增加，原因是通过胰岛素注射，血糖稳定后，尿糖减少了，热量损耗也相对减少了，所以体重会有所增加。如果配合合理饮食及加强运动，体重应当会有所控制。使用胰岛素期间如果出现体重增加的话，可以通过人胰岛素加服二甲双胍，可减轻肥胖。

（6）水肿　血糖未控制前，高血糖可导致体内失水、失钠、细胞外液减少等。当接受胰岛素治疗后，血糖得到有效控制的4~6天内，体内可出现水钠潴留，颜面与四肢水肿，一般数日内可自行吸收。

（7）局部瘀青　有些患者在注射胰岛素后会发现，注射部位局部皮肤会出现瘀青。这与注射时损伤毛细血管有关，一般1周内能自行消失，不需要特殊处理。为了防止皮肤出现局部瘀青，可以在注射胰岛素后立即按压注射部位几秒钟。

（8）脂肪萎缩　临床上不多见，部分患者会发现在注射部位可出现皮下脂肪萎缩，形成一些小凹陷，机制不太清楚，但若使用高纯度的人胰岛素并且经常更换注射部位可有效预防其发生。

（9）胰岛素过敏　临床较为少见，局部过敏反应一般在注射后2~12小时发生，为注射部位局部出现的红肿、瘙痒、水疱、硬结等，一般持续2小时后逐渐消退。做到经常变换注射部位，注射胰岛素时进针稍深一点，达到皮下组织，这样可以更好地预防局部过敏反应。全身过敏反应可表现为面部和口腔黏膜水肿、呼吸困难等，重者可发生休克，一般发生在停用胰岛素数月后又恢复使用胰岛素的患者，可采用脱敏疗法。

（10）皮肤感染　　血糖过高或不注意皮肤卫生及无菌操作，极易使细菌侵入机体，加之糖尿病患者抵抗力差，感染不易控制。所以，控制血糖、注意个人卫生、无菌操作是避免感染的根本。

（11）屈光不正　　部分患者使用胰岛素初期，由于血糖迅速下降，引起眼晶状体、玻璃体渗透压改变，晶状体内水分外溢致使屈光率下降，导致视物模糊，一般 2~4 周恢复。

（12）胰岛素外溢　　注射完胰岛素后拔针时，针眼会有少量胰岛素流出，导致胰岛素用量不准。按照规范正确操作即可预防胰岛素外溢的发生。

96. 胰岛素应该如何保存

胰岛素为蛋白质类激素，未开封的胰岛素适合的保存温度为 2~8℃，在此温度下，在有效期内，它会保持其生物效应并且无菌。温度过高时，胰岛素可能形成某些沉淀或丝状纤维而导致蛋白质变性，影响胰岛素的稳定性和有效性。温度过低时，胰岛素因蛋白质凝固变性，形成结晶体而失效；胰岛素如冷冻结冰后，即使解冻也不可再使用，应立即丢弃。

（1）一般规则　　应该注意以下几点：①不同胰岛素产品的储存要求不尽相同，须参照各自产品说明书保存。②可以常温保存的胰岛素放置时，应避免受热及阳光照射或远离能够产生热量的电脑、电视机、电饭锅等。③未开封的胰岛素可以放置于冰箱冷藏室保存，禁止放置在冰箱门上；要求放在冷藏室靠近冰箱门的位置，不要紧贴冰箱的内壁，因内壁温度较低，容易导致胰岛素结冰。从冰箱中取出胰岛素时要注意检查有无结冰现象，同时定期检查冰箱的温度。④正在使用的胰岛素可以保存在室温环境下，启封的瓶装胰岛素、胰岛素笔芯（注射针头刺穿橡胶塞后）可在一般室温下（20℃左右，不超过25~30℃）保存30天。正在使用的胰岛素不建议冷藏保存，这是由于室温时胰岛素产品的稳定性更好，容易混匀，也使胰岛素注射更加舒适，而反复的温度高低变化会影响胰岛素的效能。

（2）特殊环境下的保存　外出旅游时携带胰岛素应避免过冷、过热及反复震荡，最好能随身携带一个保温箱。乘坐飞机时，胰岛素和其他降糖药物应装入患者随身携带的包中，不可托运，因为托运的行李容易丢失，托运舱温度过低会使胰岛素变性。

❓ 97. 注射胰岛素后就不需要应用口服降糖药吗

糖尿病患者在药物治疗过程中，根据严格的胰岛素使用适应证，选用胰岛素治疗后，是否可以一味地、单纯地使用胰岛素控制血糖，这个问题值得大家深究。患者应该了解胰岛素的功能，它是机体内唯一降低血糖的激素，也是唯一同时促进糖原、脂肪、蛋白质合成的激素，具有调节糖、脂肪、蛋白质代谢的作用，是目前临床广泛应用的药物治疗手段之一。目前，国内常用的口服降糖药有磺脲类、非磺脲类促泌剂、双胍类、糖苷酶抑制剂和胰岛素增敏剂五大类。这几类药物和胰岛素联合使用可产生1+1＞2的协同降糖作用。但是1型糖尿病使用胰岛素时，只能联合双胍类、糖苷酶抑制剂和胰岛素增敏剂；而 2 型糖尿病用胰岛素时可以与这 5 类口服药联合使用，但是，在联合使用的方法上是很有讲究的。比如：①长效胰岛素＋瑞格列奈适合空腹和餐后血糖都高者，胰岛素＋西格列汀可以降低糖化血红蛋白和餐后血糖。②胰岛素＋二甲双胍可以改善注射胰岛素后体重增加和胰岛素抵抗。③胰岛素＋胰岛素增敏剂可以提高胰岛素的敏感性。④胰岛素＋阿卡波糖适用于注射胰岛素后出现餐后血糖升高，但增加胰岛素剂量后又出现餐前低血糖的患者。那么胰岛素不适宜与哪些药物联合呢？胰岛素不宜与同时效的磺脲药联合使用。因为两者联合只能起到 1+1=2 的相加作用，起不到 1+1 ＞ 2 的协同疗效，而且增加了低血糖的风险。

2 型糖尿病患者也可将注射胰岛素治疗转换为口服药物治疗，如果患者真正缺乏胰岛素，那么胰岛素是不能停用的，因为口服降糖药无法理想地控制血糖。如果高血糖破坏了胰岛细胞，导致胰岛素缺乏，应用胰岛素治疗约 3 个月后，人体胰岛细胞分泌胰岛素可恢复正常，这种情况下，应用一段时间胰岛素便可以调整为口服降糖药治疗。

98. 注射胰岛素没有副作用，口服药有副作用，对吗

目前糖尿病尚不能彻底根治，一旦确诊为糖尿病，患者便需要长期甚至终身用药。因此，药物的安全性自然就成了广大患者非常关心的问题。凡是药物都具有两面性，既有积极的作用，同时也存在一定的副作用，绝对安全的药物是不存在的。常言道"是药三分毒"，在对待药物副作用这个问题上，患者既不能因噎废食，也不能随意滥用，而是要权衡利弊，谨慎选用。熟悉胰岛素及口服药有哪些副作用以及如何才能减

少甚至避免这些副作用才是至关重要的。

首先，大家需要了解什么是胰岛素。它是人体内唯一降低血糖的激素，也是人体内本身存在的一种生理物质，需要胰岛素治疗的患者，只要在专科医生的指导下正确使用，它的副作用相对来说是比较少的，但不能绝对地说没有副作用。当然，在胰岛素使用不当的情况下，肯定会出现一系列副作用。我们需要了解使用胰岛素的患者可能出现的几种副作用，包括疼痛、低血糖、脂肪垫、胰岛素抗体、体重增加、水肿、局部瘀青、脂肪萎缩、胰岛素过敏、皮肤感染以及屈光不正等。其中，以低血糖最为常见，也最重要。发生低血糖时，患者会出现头晕、出汗、心慌、手抖、饥饿等症状，严重者可出现抽搐、昏迷。正确使用胰岛素并及时监测血糖是可以避免低血糖发生的。可以说胰岛素是现有的抗糖尿病药物中历史最长、临床经验最丰富、降低血糖最有效的药物。就糖尿病患者而言，胰岛素治疗没有绝对的禁忌证，只有相对的适应证，该用的时候应尽早使用。

接下来我们要了解口服降糖药分类情况，口服降糖药包括：

（1）促泌剂　①磺脲类：包括格列本脲、格列美脲等。它的副作用主要是低血糖、体重增加，少见的副作用有皮疹、过敏反应、白细胞减少等。②非磺脲类：包括瑞格列奈、那格列奈等。其副作用也是低血糖，但发生率低，其他副作用罕见。

（2）双胍类　包括二甲双胍、苯乙双胍。主要副作用是食欲不振、恶心、呕吐、腹痛、反酸等消化道反应，其他少见的副作用有乳酸酸中毒、营养不良性贫血。

（3）α－糖苷酶抑制剂　包括阿卡波糖、伏格列波糖等。此类药物的副作用主要是胃肠道反应，如腹胀、排气增多，偶有腹痛、腹泻。

（4）胰岛素增敏剂　　包括罗格列酮、吡格列酮。少数人服用后可导致水钠潴留，引起颜面及下肢浮肿，加重心衰。

（5）二肽基肽酶-4（DPP-Ⅳ）抑制剂　　如沙格列汀、西格列汀等。此类药物比较安全，单独应用不增加低血糖风险，不增加体重。缺点是价格昂贵。

99. 糖尿病患者应用胰岛素会上瘾吗

糖尿病是由遗传因素、免疫功能紊乱、微生物感染及其毒素、自由基毒素、精神因素等各种致病因子作用于机体，导致胰岛功能减退、胰岛素抵抗等引发的糖、蛋白质、脂肪、水和电解质等一系列代谢紊乱综合征，临床上以高血糖为主要特点，典型病例可出现多尿、多饮、多食、消瘦等表现，即"三多一少"症状。慢性高血糖将导致人体多组织，尤其是眼、肾、神经及心血管的长期损害、功能不全和衰竭。目前，胰岛素广泛应用于临床，是治疗糖尿病有效手段之一，但很多糖尿病患者排斥胰岛素，认为使用胰岛素会有依赖性、会上瘾，一旦使用就戒不掉，这种观念当然是错误的。

胰岛素是由胰岛 β 细胞受内源性或外源性物质刺激而分泌的一种蛋白质激素。由 A、B 链组成，共含 51 个氨基酸残基。胰岛素是机体内唯一能降低血糖的激素，同时促进糖原、脂肪、蛋白质合成。胰岛素于 1921 年由加拿大人 F.G. 班廷和 C.H. 贝斯特首先发现，1922 年开始用于临床。胰岛素由胰腺分泌。胰岛 β 细胞中储备胰岛素约 200U，每天分泌约 40U。空腹时，血浆胰岛素浓度是 5~15 μU/mL，进餐后血浆胰岛素水平可增加 5~10 倍。外源性胰岛素主要用来治疗糖尿病，早期使用胰岛素有望出现较长时间的蜜月期，所以胰岛素注射不会有成瘾和依赖性。

100. 应用胰岛素后就可以不管饮食，随便吃吗

国际糖尿病联盟（IDF）将饮食控制、合理运动、药物治疗、疾病监测及糖尿病教育形象地称为糖尿病改善的"五驾马车"。正确驾驭"五驾马车"就能使糖尿病患者血糖长期控制稳定。饮食控制是治疗糖尿病的基本措施之一。药物只有与饮食相结合，才能更好地控制病情。只顾用药，不管饮食，就可能出现代谢失衡，胰岛素抵抗现象加重，继而出现各种并发症，加重病情，最终导致治疗失败。应用胰岛素治疗的患者，同样需要饮食控制。"用了胰岛素就不用控制饮食"和"几次血糖正常就可不吃药"的观点同样是错误的。

饮食控制可以帮助减少胰岛素用量。一般而言，饮食摄入热量高、活动量小则胰岛素需要量大，饮食摄入热量低、活动量大则胰岛素需要量小。如果饮食合理，必然使胰岛素用量也合理，还可增强机体对胰岛素的敏感性，从而有助于减少胰岛素注射剂量。其次，有效调整胰岛素用量，规律进食，可以使胰岛素的作用有效发挥，还可以更好、更快地将胰岛素用量、用法调整到最佳水平，也可以有效预防低血糖。低血糖可引起很多意外，如脑血管意外、心脏的意外事件。避免餐后的低血糖，就要在餐后2小时少量加餐，使较低的血糖回升。

综上所述，饮食控制是改善糖尿病的重要措施之一，而且应该做到定时、定量、定餐、均衡饮食、少食多餐。

101. GLP-1 受体激动剂类药物的作用机制及适应证是什么

　　近些年，胰高血糖素样肽 -1（GLP-1）成为糖尿病新药研究的热点，已经被批准在临床上使用的剂型有艾塞那肽、利拉鲁肽等。GLP-1 受体属于 G 蛋白偶联胰高血糖素受体家族，广泛分布于胰腺 β 和 δ 细胞、胃小凹和小肠黏膜以及心、肺、中枢神经系统。GLP-1 的降血糖作用是通过激活其受体后实现的。它可促进 β 细胞再生，抑制其凋亡，并且具有血糖依赖性的促胰岛素分泌、抑制胰高血糖素分泌的作用。能抑制胃酸分泌，这可能与 GLP-1 受体激活后刺激生长抑素的释放和抑制胃泌素的释放相关。胃肠动力的减弱使得胃排空受抑制，进而延缓营养物质进入小肠的速度，同时可以减慢营养物质从大分子到小分子的降解过程，从而抑制食物的吸收，有助于餐后血糖的控制。抑制食欲和减少食物摄入量，对心血管有保护作用，可以改善血脂谱、降低收缩压、改善心肌缺血和心肌收缩功能。

　　那么，使用 GLP-1 受体激动剂有哪些适应证呢？ GLP-1 受体激动剂适用于成人 2 型糖尿病患者。艾塞那肽在国内的适应证为二甲双胍、磺脲类单药治疗或联合治疗血糖控制不佳的成人 2 型糖尿病患者。在国外，艾塞那肽还可在噻唑烷二酮类、二甲双胍加噻唑烷二酮类、基础胰岛素等治疗的基础上联合使用。利拉鲁肽在国内适用于单用二甲双胍或磺脲类药物最大可耐受剂量治疗后血糖仍控制不佳的患者，与二甲双胍或磺脲类药物联合应用。在国外，利拉鲁肽在此应用基础上还有单药使用，与二甲双胍合用磺脲类或与二甲双胍合用噻唑烷二酮类或与胰岛素联合应用的适应证等。对超重或肥胖且伴有非酒精性脂肪性肝病的 2 型糖尿病人群可能是一个优选的治疗策略。

102. 糖尿病患者能输注葡萄糖吗

许多糖尿病患者在输液时会发现液体里有葡萄糖，往往会询问医师：自己是糖尿病，为什么还要输糖呢？血糖会不会更高呢？一般情况下，临床上会首选盐水作为媒介输液，但是某些特殊情况下，还是需要选择葡萄糖作为媒介的。

（1）一部分药物配伍时，只能加到葡萄糖液体中，否则会引起药物性状、作用改变，甚至会产生严重不良反应，如胺碘酮、多烯磷脂酰胆碱等。

（2）心脏病患者存在心功能不全、心衰时，输注过多的盐水会加重心脏负担，诱发心衰发作。

（3）高血压患者需要限制钠盐的摄入，不宜输注过多盐水，否则会使血压有一定程度升高，血压难以控制稳定。

（4）急慢性肾功能不全的患者输入过多盐水，可引起高氯性代谢性酸中毒。在休克状态下使用，可加重代谢性酸中毒，加重肾脏的负担，甚至有肺水肿的可能。

（5）临床上需要将胰岛素、葡萄糖及氯化钾组成合剂，临床称作极化液。此合剂可以有效纠正缺钾，并提供能量，减少缺血心肌中游离的脂肪酸，因此被常用于防治心肌梗死时的心律失常。

（6）进食差，患有消耗性疾病，热量摄入不足时，需要输注葡萄糖来补足热量。

通过以上几点可以了解到，糖尿病患者不是绝对禁止输注葡萄糖，只是应该做到适度、适量，不能过度、过量。简单来说，一瓶250mL的5%葡萄糖注射液，含糖量只有12.5g。对于一顿正常饮食中的含糖量来说，应该不到1/5的量。所以，在医生严格的掌控下，糖尿病患者是可以使用葡萄糖输液的。临床上也可通过胰岛素来中和输液中的葡萄糖，这样就会更好地消除患者的顾虑。

103. 糖尿病患者能做手术吗

　　和其他非糖尿病患者一样，糖尿病患者也会合并某些需要外科治疗的疾病。据统计，大约50%的糖尿病患者一生中至少会经历一次手术，如胆结石、骨折、白内障等。当然，糖尿病患者由于其代谢紊乱，同非糖尿病患者又不一样，这让许多患者比较焦虑。

　　糖尿病患者因其他疾病需要手术治疗时，冒的风险要比一般人大得多，手术的应激使得儿茶酚胺和肾上腺皮质激素等对抗胰岛素的激素明显增加，导致血糖升高，会对血糖控制造成挑战。不过，这只是短暂的。血糖控制不好时，手术可诱发代谢紊乱和急性并发症，如酮症酸中毒或高渗性昏迷等。高血糖还可导致手术切口组织修复能力差，伤口不愈合或愈合较慢，抵抗力下降以及容易感染。这些都会增加手术复杂性和手术并发症，增加手术风险。住院时间和费用增加，手术造成的死亡率较一般人高。所以糖尿病患者需要手术时，应咨询糖尿病专科医师的意见，让医生评价目前自身状态是否适合手术治疗。根据术前糖化血红蛋白结果评估近期血糖控制情况，如果血糖控制不佳，应在医生指导下，配合医生，择期手术并将血糖控制在8mmol/L以下，术中控制在7.8~10mmol/L。无并发症、血糖控制在8.3mmol/L以下、手术较小的患者，可以不调整口服药物，但是需服用长效降糖药，应于术前3天停用。1型糖尿病患者或者病情重、有急慢性并发症的2型糖尿病患者术前应使用胰岛素，术后还需监测血糖、尿糖、酮体、电解质、肝肾功、血气等指标。总之，非急诊手术应在血糖控制理想情况下进行，身体才能得以更好、更快地康复。

104. 手术治疗糖尿病的适应证有哪些

我国糖尿病患病总人数已达9000多万，糖尿病前期人数已达1亿多。这么庞大的人群数量，使得糖尿病的治疗成为迫切需要我们关注的问题。糖尿病的传统内科治疗主要是控制饮食、加强运动、药物治疗，但治疗效果并不完全理想。美国著名的生物化学家和外科医生Dr.Pories自1980年开始采用胃转流手术治疗肥胖病患者，意外发现在接受手术的患者中，相当数量的患有糖尿病的肥胖患者，在手术后几个星期，糖尿病居然自然痊愈了，而且，糖尿病好转的速度竟然比体重的减轻更迅速。于是2007年3月，在意大利罗马召开的国际胃肠外科治疗2型糖尿病的国际会议上，正式确认了减肥手术可治疗糖尿病。手术治疗糖尿病，虽然是可选的方法之一，但是手术的风险也是存在的，所以，严格的手术指征尤为重要。

手术治疗适应证如下：

（1）BMI（体重指数）≥ 35kg/m² 的有或无并发症的2型糖尿病亚裔人群，可考虑行减重/胃肠代谢手术。

（2）BMI在30~35kg/m²且有2型糖尿病的亚裔人群，生活方式和药物治疗难以控制血糖或并发症时，尤其具有心血管风险因素时，减

重 / 胃肠代谢手术应是治疗选择之一。

（3）BMI 在 28.0~29.9kg/m² 的亚裔人群，如果其合并 2 型糖尿病，并有中心性肥胖（女性腰围＞ 85cm，男性＞ 90cm）且至少额外地符合 2 条代谢综合征标准：高甘油三酯、低高密度脂蛋白胆固醇水平、高血压。对上述患者行减重 / 胃肠代谢手术也可考虑为治疗选择之一。

（4）对于 BMI ≥ 40kg/m² 或 ≥ 35kg/m² 伴有严重并发症；且年龄≥ 15 岁、骨骼发育成熟，按 Tanner 发育分级处于 4 或 5 级的青少年，在患者知情同意情况下，LAGB（可调节胃束 / 绷带减肥手术）或 RYGB（Roux-en-Y 胃旁路术）也可考虑为治疗选择之一。

（5）对于 BMI 在 25.0~27.9kg/m² 的 2 型糖尿病患者，应在患者知情同意的情况下进行手术，严格按研究方案进行。但是这些手术的性质应该被视为纯粹只作为伦理委员会事先批准的试验研究的一部分，而不应广泛推广。

（6）年龄＜ 60 岁或身体一般状况较好，手术风险较低的 2 型糖尿病患者。

❓ 105. 糖尿病患者能吸烟、饮酒吗

众所周知，吸烟有害健康。但是，又有多少人能做到远离烟草呢？更多的可能是毫不在乎。大量事实说明，吸烟已成为世界公害之一。一支香烟所含的尼古丁可毒死一只小白鼠，20 支香烟中的尼古丁可毒死一头牛。尼古丁对人的致死量是 50~70mg，相当于 20~25 支香烟中所含的含量。如果将一支雪茄烟或三支香烟的尼古丁注入人的静脉内，3~5 分钟即可致人死亡。吸烟不仅会诱发肺部疾病，同时也会使冠心病、高

血压病、脑血管病及周围血管病的发病率明显高于不吸烟者。

吸烟对糖尿病患者的危害尤为突出，它与糖尿病的发病密切相关，会促进糖尿病大血管、微血管并发症的发生和发展。每天吸 15 支以上烟的人发生糖尿病的概率要比不吸烟人群发生的概率高 33 倍多，烟龄越长的人患糖尿病的概率也越高。吸烟会刺激人体内激素分泌增加，从而引起血糖升高。长期吸烟的人血浆游离脂肪酸水平升高，导致腹型肥胖，发生胰岛素抵抗，诱发糖尿病。只有戒烟才能够减少糖尿病及其并发症的发生。

过度饮酒或酗酒与吸烟的危害同样可怕。现今社会，诸多应酬、聚会等场合难免饮酒，但过度饮酒的危害有多大，你又知道多少呢?

过度饮酒会增加糖尿病的发病概率。大量饮酒会使人体多种组织（包括肝脏、心脏、骨骼等）的调节能力降低，调节血糖的能力降低，导致人体血糖过低，而糖尿病患者本身就容易出现低血糖的状况；且过度饮酒也会影响其对正常食物、营养的摄入。所以，如果长期过度饮酒就会使血糖维持在一个很低的状态，使血糖水平无法保持正常，增加糖尿病患病率。因此，对于糖尿病患者来说，需要进行酒量的控制和饮酒频率的控制，否则不利于糖尿病的治疗。除此之外，过量饮酒者比非过量饮酒者口腔、咽喉部癌症的发生率要高 2 倍多；慢性胃炎、胃溃疡、肝损伤、股骨头坏死、性功能减退以及动脉硬化、冠心病的患病概率也大大增加。

因此，正常人群应该戒烟限酒，糖尿病患者更应该远离烟草，避免过度饮酒。